OMG

Amo el Cáncer!

OMG

Amo el Cáncer!

ANGELO ROMERO

Angelo Romero 2022
@angelocheff

Diseño y Diagramación:
Alejandro Gutiérrez Pérez
alejandrogp16@hotmail.com
@algu.no

ISBN: 798-0-6456152-0-3

Primera edición: octubre 2022
Impresión y encuadernación: *Amazon*

*A la mujer que me dio
la vida y el amor más grande:
Para ti con mucho amor Mamá
Gloria María Olarte.*

TABLA DE CONTENIDO

CAPÍTULO 3
MI VIDA EN AUSTRALIA ANTES DEL CÁNCER

CAPÍTULO 4
¿ME VOY A MORIR? DIME CUÁNTO ME QUEDA DE VIDA

CAPÍTULO 5
¿ME VOY A MORIR? DIME CUÁNTO ME QUEDA DE VIDA

CAPÍTULO 6
LAS TRES LLAVES PARA LLEGAR A LA SANACIÓN

CAPÍTULO 7
POR QUÉ Y CÓMO EL CÁNCER LLEGÓ A MI VIDA.
EL JUEGO DE LA MENTE

CAPÍTULO 8
MI ALIMENTACIÓN Y MIS EJERCICIOS DURANTE
Y DESPUÉS DE LA QUIMIOTERAPIA

CAPÍTULO 9

INTRODUCCIÓN

Todo inicia con aquella llamada del día 24 de marzo del 2020 a las 8:00 pm. Me encontraba haciendo el mercado para afrontar y resguardarme ante la pandemia generada por el Covid-19. En ese momento estaba con mi mejor amigo, Alex Hernández cuando me llamaron a comunicarme los resultados de un examen de rutina que me habían practicado días atrás. Había sido diagnosticado con leucemia. He aquí el comienzo de toda esta historia, de miles y nuevas experiencias y de un nuevo trascender.

Por medio de este escrito quiero contarles sobre mis sentimientos y aprendizajes luego de ese momento, y de toda la investigación científica que demuestra que la alimentación, el ejercicio físico y la mente sana, pueden ayudarte mucho con los efectos secundarios de las quimioterapias; además de fortalecer tu cuerpo y de la mano de los tratamientos tradicionales, lograr la cura de esta enfermedad.

También les contaré del paso a paso de cada procedimiento al que me he visto enfrentado, soportado por estudios profesionales desde la etapa del diagnóstico de este tipo de cáncer, incluyendo mi exitosa experiencia en el progreso de las quimioterapias, libres de efectos secundarios luego de los fuertes tratamientos utilizados para este tipo de enfermedades.

El propósito fundamental de este libro es llegar a tantas personas como sea posible, dar una voz de aliento a aquellos que de una u otra forma tienen relación con esta enfermedad, transmitir mi aprendizaje personal y poder servir de guía para a aquellos pacientes o cuidadores que se ven enfrenados a la realidad de esta u otra enfermedad catastrófica.

Hoy estoy aquí para decirles que tenemos que ser conscientes de lo que está pasando y empezar a dejar el estrés a un lado y controlar la incertidumbre. Es el comienzo del éxito en este proceso. Deseo además ser muy sincero, esa noche en la que me enteré sentía mucho miedo, me preguntaba "¿cuánto tiempo de vida me queda?", son momentos que nunca voy a poder olvidar, pero ese es el punto de la valentía, no importaba qué fuera a pasar, sólo tenía algo claro: "La vida es una y es muy corta". En esos momentos también haces un auto análisis de todas las etapas de tu vida, desde la infancia, adolescencia, juventud, hasta llegar al momento donde te encuentras, es una sensación que nunca me había ocurrido, esa capacidad de volver y sentir cada momento era increíble, fue tan impresionante que se aparecieron momentos que creía que ya no estaban en mi mente. Todas estas sensaciones hacen parte de este proceso, y tú eres el único dueño de controlarlas, dirigir tu mente y de tomar acción. Una cosa que reconocí de haber tenido estas sensaciones, es que te hace pensar que todo lo que vivías o pensabas antes, tal vez no era real o ibas en un camino en el cual estabas perdiendo cada momento de tu vida, me refiero a que fue una cachetada que me decía que la vida no es solo dinero, que la vida es cada momento en el que estás viviendo, que es disfrutarte a ti, valorar cada segundo, minuto, valorar la naturaleza, las personas que tienes a tu alrededor, ese olor de las flores, el sonido del mar, los momentos de silencio contigo mismo y valorar cuando tu cuerpo te está hablando.

Lo único que quiero al haber pasado por este proceso de mi vida es poder, desde mi experiencia, darles todo mi apoyo y brindarte esa fuerza que necesitan tú y tu familia, por eso en este libro propongo enseñarles cómo alimentarse durante cada paso, en cada etapa de quimioterapia, les enseñaré cómo controlar los pensamientos y cómo por medio de la mente y alimentación podemos hacer auto sanación y potencializar el sistema inmune; por medio del ejercicio físico hacer auto recuperación y la eliminación rápida de todos esos químicos y medicamentos fuertes que recibimos los pacientes de oncología; les demostraré -por mi experiencia y estudios comprobados- que por medio del ejercicio físico también logramos bajar los efectos secundarios y ayudarnos a la auto curación.

Hoy solo quiero compartirles toda la información y aprendizajes desde mi propia experiencia, la cual he vivido durante dos años. Ahora surfeo todos los días, corro casi a diario, rio y siento cada momento de mi vida, comparto con todos mis amigos y les brindo esa energía que sale de mi corazón, sigo trabajando en mi curación para llegar a tener un cuerpo sano y poder cambiar todos esos malos hábitos que le brindé a mi cuerpo por medio de mi mente y mi alimentación.

NOTA

La información presentada en este libro contiene material informativo de una un caso específico y real, pero de ningún modo sustituye las recomendaciones, prescripciones y cuidados de su médico. Todo varía según cada persona, porque influye la edad, el sexo, el estado de salud, la diferencia al tolerar los alimentos y tipos de enfermedades. El autor y la editorial no se hacen responsables de la aplicación de la información contenida en este libro y cualquier perjuicio ocasionados por la omisión de esta advertencia.

CAPÍTULO 1

¿QUIÉN ES ANGELO ROMERO?

Nolberto Romero Olarte, más conocido como Angelo Romero, nació en Bogotá, Colombia, el 24 de diciembre de 1988, en una familia católica. Hijo de padres luchadores, trabajadores, espirituales y humildes, y el menor de tres hermanos. Siempre ha sido un chico súper inquieto, lo que causó bastantes dolores de cabeza a sus padres. Su madre, Gloria María, le decía que él era como una docena de hijos para ella. Claramente no era un angelito para ese entonces, pero que sí lo llegaría a ser.

Era un chico súper pilo en el colegio, siempre le fue muy bien en matemáticas, pero lo que no lo dejaba ser totalmente bueno era su indisciplina, ya que era súper activo y en todo momento tenía que estar haciendo algo. Desde que tenía 8 años fue un soñador, quería llegar muy lejos y lograr muchas cosas en esta vida. Amaba el deporte, a la edad de los 7 años jugaba en la Liga del América y era uno de los mejores arqueros. A los 9 años logró una disciplina que se quedaría mucho tiempo en su vida. En esa Navidad recibió su primera patineta. Se enamoró del deporte y entrenó día y noche durante mucho tiempo. A los 13 años llegó a posicionarse como uno de los mejores *skaters* de Colombia.

PRIMERA LECCIÓN DE VIDA

A los 14 años experimentó una situación que le mató su sueño de ser skater profesional. Fue la primera vez que vivió algo tan fuerte, sintió frustración y lloraba mucho, pero no por dolor, sino porque lo que él había visualizado se había derrumbado. Ocurrió en un campeonato de skate boarding, en el que participó siendo invitado por una marca a concursa. Aún recuerda la felicidad de poder sentir tan cerca ese sueño que tenía desde que tomó por primera vez la primera patineta a sus 9 años. Quería lograr llegar a Estados Unidos y representar a Colombia a nivel mundial, pero lamentablemente, preparándose para concursar sufrió una caída que le causó una fractura de tibia y peroné en tercer grado. En ese momento estaba en el piso, recuerda que todo el mundo lo estaba mirando, sabían que tenía una fractura y todos los espectadores tenían esa cara de tragedia. No paraba de llorar. El mejor amigo de skate, su maestro en este deporte, y a quien admira tanto por la persona que es, Jean Carlos Arias, se acerca a él y lo ayuda. Angelo le decía que tenía tristeza de que no iba a volver a patinar.

Fue la primera vez que tenía que agachar la cabeza y aceptar lo que la vida le ponía en el camino, que no era lo que quería o deseaba con todo su corazón, sino que era lo que Dios, la vida y el universo querían que pasara. Hoy puede comprender que todo pasa por algo en la vida, que seguramente si no se hubiera fracturado podría haber sido un skater y de pronto se hubiera perdido de todo lo que ha logrado hasta ahora.

EL NUEVO CHEF DEL MUNDO

A los 16 años se fue a estudiar gastronomía a Argentina. Era el comienzo de su camino como cocinero, encantado y apasionado por la cocina, la comida y el buen comer. Estudió en uno de los mejores institutos de Buenos Aires, llamado la Ott College, al cual le agradece mucho y le debe todo su conocimiento. Los profesores eran egresados de esta misma escuela y tenían un muy buen reconocimiento internacional. Dos de sus grandes maestros de pastelería fueron Mauricio Asta y Luciano García; ahí también fue formado Martin Lukesch, quien tenía una trayectoria maravillosa en el instituto.

Durante sus estudios tuvo la oportunidad de trabajar en el segundo mejor catering de Buenos Aires, llamado Art Catering; trabajó en un hotel 5 estrellas (First Park); tuvo la oportunidad de laborar con personas con mucha experiencia que lo iban a ayudar en su crecimiento como cocinero profesional. Fue uno de los mejores cocineros al terminar la escuela, porque mientras estudiaba trabajó tiempo completo como chef, pues sus padres solo le podían ayudar con su universidad, y eso le permitió obtener más experiencia y lograr terminar su curso de cocina con éxito.

EL MEJOR ALIADO: LA SOLEDAD

A sus 20 años, tomó la decisión de viajar un poco por Sudamérica y tener un destino final llamado Florianópolis, más conocido como "La isla de la magia", un lugar situado al sur de Brasil, en el departamento de Santa Catarina, un sitio que brinda mucha gastronomía del mar con gran cantidad de productos frescos y de nuevos sabores.

Más allá del conocimiento gastronómico que sabía que le iba a brindar esa ciudad, buscaba algo más, por primera vez la sensación de estar solo, sin familia o amigos, no sabía hablar portugués, y en ese entonces las redes sociales no estaban tan desarrolladas como hoy lo están. Se encontraba solo en su cuarto y cuando salía a la playa o al supermercado no podía comunicarse con nadie porque sabía decir pocas palabras en portugués.

Uno de los grandes aprendizajes de su vida fue en este lugar, cuando se encontró en una situación en la cual sólo tenía $900 USD en su bolsillo, no tenía trabajo y no sabía qué hacer, pero un pensamiento llegó a su mente y decía que se tenía que quedar en ese lugar y así puso en una balanza dos cosas, se preguntó "Angelo, ¿cuál es tu meta?". Respondió: aprender portugués. Calculó cuánto le costaba un curso de portugués en Colombia y cuánto le costaba quedarse en ese lugar sin importar lo que pudiera pasar, si podía conseguir trabajo o no. No le importaba, lo único que creía que necesitaba era un lugar donde dormir. Pagó $800 USD de arriendo, que equivalen a 7 meses de arriendo en el lugar donde vivía en Brasil, se quedó con sólo $100 USD en su bolsillo, con lo que sacó 100 copias de su currículo y se compró 15 kilos de arroz, 15 kilos de frijoles, 30 huevos y una bolsa de café.

Afortunadamente, llegaron personas que recién había conocido, sabía que eran ángeles, que esa energía, a la cual llamó Dios, los había puesto en su camino.

Sentado todos los días tomando café al desayuno y almorzando y cenando fríjoles, arroz y un huevo, aprendió a valorar cualquier pedazo de comida, porque no tenía para nada más. Una noche despejada con la luna grande terminaba de cenar su humilde y rico plato, sin tener a nadie con quien hablar y sin tener nada que hacer se dirigió a su dormitorio y lo primero que vio fue la Biblia, que había sido un regalo de su madre. La abrió y vio un mensaje que siempre lo va a acompañar en su vida, un mensaje que su madre escribió con su puño y letra dice "Angelo Romero Olarte, para que esto sea el pan de cada día, de Gloria María Olarte, tu madre que te ama con todo el corazón, pero que te ama más Dios que nadie más, amén". En ese momento, sintió que iba a ocurrir algo nuevo en su vida, que ese mensaje no era casualidad haberlo visto de nuevo y más en la situación en que se encontraba. Fue ahí que empezó a leer la Biblia todos los días y al pasar del tiempo iba sintiendo esa energía que lo abrazaba y consolaba. Así se empezó a sentir lleno, era algo nuevo, algo que nunca había experimentado, dejó absolutamente todos los vicios, el alcohol, la marihuana, y se entregó completamente a esa energía. En ese momento era todo tan real y legítimo que sentía que había alguien poderoso en su vida, ya que no tuvo a nadie que le mostrara o le hablara sobre esa energía que estaba viviendo y sintiéndola muy profundo, esa energía fue directamente a él. Por eso él ahora agradece tanto la soledad, porque ahí fue donde tuvo su primer contacto con esa energía que llama Dios.

¡Ocurrió algo tan mágico en una llamada con su madre! Estaban hablando de cómo se sentía, le contaba a ella lo bien que estaba, lo feliz y lo lleno que se encontraba. Luego ocurrió algo que no se esperaba, no le había dicho nada de la conexión que tenía con aquella energía y ella le dijo que lo sabía todo, que sabía que Dios los tenía en conexión y que sentía todo lo que él estaba viviendo. Quedó totalmente asombrado de esas palabras, era algo que no podía explicar, era increíble creer que sin contarle una palabra ella pudiera sentir lo que él tenía por dentro, así se aseguró que esa energía era real y que no había duda del poder que tiene.

REFLEXIÓN

Ese soy yo, Angelo Romero, y si no me hubiera pasado todo lo que pasó en mi niñez y juventud, estaría en malos pasos, no hubiera hecho ningún curso, ni tampoco universidad, y hubiera podido ser una persona que solo piensa en skate y en nada más en la vida. Hoy, aquí sentado, mirando hacia el horizonte, logro captar que en la vida te llegan muchas cosas para cambiar de rumbo, un rumbo que siempre será mejor para ti, lo veo en esta historia que me sucedió cuando me fracturé, y hoy en día lo veo con el cáncer, ahora sé que mi vida está para brindarme a los demás. Si no hubiera sido por el cáncer seguiría siendo esa persona egoísta pensando solo en mí, y justo en este momento, la vida me ofrece un nuevo camino, un camino de mucho amor, el cual valoro tanto por todo lo que me ha dado, que es la cocina y el deporte, gracias a todo lo que me ha pasado estoy feliz, lleno de amor y vida con ganas de seguir comiéndome el mundo y de la mejor manera: pensando en los demás.

CAPÍTULO 2

EL CÁNCER DE MAMÁ ME DIO LOS MEJORES APRENDIZAJES DE VIDA

DÍA TRAS DÍA EN EL CÁNCER

Después de mucho tiempo de permanecer por fuera de Colombia, finalmente llegué a mi querida Bogotá, volviendo a encontrar las cosas que más me motivaban en la vida, ese amor incondicional y único de madre, y el que no puede faltar, tu mejor amigo, tu confidente, y tu mundo, que en mi caso es mi padre, ese calor de hermanos y ese olor del lugar tan especial que nunca que se pierde, el de tu hogar. Fue la primera vez que sentí esa verdad absoluta, que el verdadero amor en la vida es la familia. En ese entonces yo iba a cumplir 22 años, y aprendí que no hay tiempo para discutir con la familia, para pasar malos ratos con ellos, y en ese mismo instante, fue cuando tomé la decisión de no parar de besar a mi madre, de no pasar un día sin dejar de ayudar a mi padre y de no dejar de expresarle amor a mis hermanos.

Entendí que la vida es solo una y que es muy corta, por eso siempre he sido ese Angelo emprendedor, esa persona que se goza la vida, que sonríe todo el día y que los malos momentos los ve siempre como un aprendizaje.

En ese momento, después de haber estado casi 6 años fuera de mi país, y cuando ya tenía programado mi segundo proyecto de aprendizaje gastronómico, el cual era viajar por todos los países del Caribe y Centroamérica, llegar a trabajar en aquellos resorts de verano y probablemente en algunos cruceros (a eso siempre lo he llamado "mi segunda aventura de vida"), estaba en mi tierra Colombia, feliz, emocionado, recargado de toda esa energía infinita que brinda el hogar y estar cerca de empezar mi segunda aventura.

Ocho meses después de haber llegado, un día soleado de la ciudad de Bogotá, en el mes de octubre del año 2011, regresando a mi casa de solicitar mi visa dominicana, para poder llegar a mi destino final sin ningún inconveniente, todo estaba perfecto. Recuerdo que estaba en el segundo piso de mi casa, sentado y esperando a mis padres que llegaran del médico, pues mi mamá se estaba haciendo unos exámenes porque tenía un dolor en el hombro, fue entonces cuando vi entrar a mi padre por la puerta del segundo piso sin poder mirarme a los ojos. Nunca me imaginé que me fuera a decir que mi madre tenía cáncer (mieloma múltiple). Fue un momento en el que me encontraba en shock, no sentía, no pensaba, no me imaginaba cómo aquel día soleado se convertiría en un día gris, sin nada de sabor para mí.

Fue un momento muy extraño, porque sinceramente, gracias al universo, en aquel momento no sabía qué era tener a una persona de mi familia con cáncer. Ya había vivido el cáncer de una amiga, se podría llamar casi mi hermana. Esta era una nueva experiencia, nuevos sentimientos, se trataba del ser más amado, de la persona que me había dado la vida y era difícil no saber qué hacer, a quién buscar, era como estar en el limbo. A mi mente llegaban pensamientos de que sabía que mi segundo proyecto de vida se iba a aplazar. Iba a tener que quedarme en Colombia y estar con ella. Justo en ese momento empezó uno de los aprendizajes más grandes de mi vida.

Más adelante les compartiré toda mi experiencia, y desde ella, poderles sugerir cómo sobrellevar y afrontar una noticia como esta. Quiero poder servir de apoyo a todas las personas que en este momento acaban de recibir un diagnóstico de cáncer, para que no les pase lo que nos pasó, ya que cometimos muchísimos errores durante esa etapa.

Luego llegará el momento de mostrarles la otra cara de la moneda, mi experiencia, la cual he llevado de la mejor manera posible, con investigaciones y estudios juiciosos; además, la he compartido con pacientes oncológicos, para que no sufran y reduzcan los efectos secundarios de la quimioterapia, y se conviertan en parte activa de su proceso de sanación.

Durante el transcurso de los primeros días, todo este tema era muy nuevo en la familia, nadie sabía qué hacer o qué camino tomar, lo único que nos quedaba era confiar en el sistema de salud de Colombia, en los médicos y oncólogos, pero sabíamos que también teníamos un Dios en nuestro corazón, ese ser que es el universo, ese poder supremo. Aunque siendo sincero no estaba en plena conexión con Él, me hacía falta creer que él todo lo podía, creer que esa fuerza y energía que siempre nos está rodeando estaba ahí. En ese momento no estaba en conexión, en aquel entonces solo teníamos la esperanza en los medicamentos.

Así empezaba un nuevo capítulo en nuestra familia, el comenzar a entender qué es el cáncer, acompañar a una persona a quimioterapia, tener que tomar la decisión de que alguien tuviera que estar 24/7 pendiente de esa persona, aprender acerca de los medicamentos y controlar que se tomen a tiempo, aprender qué es una quimioterapia y sentir la incertidumbre de los efectos secundarios que llegan a causar y cómo poder reaccionar ante ellos.

Recuerdo un momento en el que estábamos todos sentados en nuestro comedor y teníamos que tomar la decisión de quién iba a dejar el trabajo, quién sería la persona que iba a cuidar a mi madre. Entonces, me tomé el momento de mirar a cada uno a los ojos y poder analizar la situación de mi padre y mis hermanos, reflexionando que no había estado mucho tiempo con mi madre, decidí ser yo quien cuidaría de ella. Tomé el papel de llevar la situación de la mejor manera y lograr la sanación de mi madre.

Nos preparamos para ir al oncólogo y programar las quimioterapias, recoger esas cantidades de medicamentos y acompañarla a cada ciclo, siempre tomando la mano de mi madre, caminamos como si fuéramos novios. Cada vez que teníamos una quimioterapia podíamos encontrarnos con una historia nueva de una persona con cáncer, porque cuando llegábamos a la sala de quimioterapias, conocíamos las vivencias de todos los pacientes con diferentes tipos de cáncer. Hubo una en particular que me marcó, se trataba de un joven de 17 años que tenía un cáncer agresivo. Cada vez que íbamos a las quimioterapias, él estaba ahí con su madre, era un poco callado, tímido, pero en sus ojos veía ese gran corazón y esa nobleza que descubrí al hablar con él. Me partía el corazón ver a su madre diciéndome que le hablara, que tratara de volverme amigo de él, preguntándome si podía ir a su casa a visitarlo para que no se sintiera solo y pudiera compartir con una persona de su edad. Ver aquel niño sin pelo, sin cejas y tener ese contacto tan directo de lo que es todo ese proceso, me hacía reflexionar y pensar una y otra vez por qué pasan estas situaciones a personas tan jóvenes. Me reafirmaba que esta vida es corta y que no sabemos en qué momento tendremos que decir adiós.

LA PELEA CON LA MAFIA DE LA SALUD EN COLOMBIA

Pasados 12 meses, llevando todo este proceso, acompañando a mi madre a sus quimioterapias, a sus controles, a recoger esas cantidades de medicinas y compartiendo los ratos libres con ella, llegó ese momento en que no aguanté más, me entró un poco desespero de ver a mi madre sin ánimos y en un estado físico muy débil. No sabíamos si éramos nosotros los que estábamos llevando el proceso mal o los doctores que estaban haciendo su trabajo. Fue ahí, en medio de la desesperación, que tomé la decisión de ir más allá y comencé a investigar a fondo ese tipo de cáncer. Descubrí por medio de muchas otras personas en el mundo que habían tenido ese mismo cáncer, que la única cura era un trasplante de médula ósea y este nunca fue nombrado por ningún oncólogo, ni el médico que estaba atendiendo a mi madre. Sentí que éramos inexpertos en lo que estaba pasando, no habíamos dado nuestro 100%, pero no me culpo, era una experiencia nueva y no tuvimos esa ayuda de alguien al lado de nosotros que nos hubiera guiado de la mejor manera, de su experiencia, un nutricionista o cualquier persona que tuviera el conocimiento de cómo llevar cada paso del proceso del cáncer.

Así comenzó nuestra lucha contra la mafia de la salud en Colombia. Iba a empezar una "guerra" con el seguro médico y el equipo de oncología.

Inmediatamente mis ojos se abrieron a otra realidad, pues empecé a ver que todo es un negocio, que la salud colombiana no sirve para nada y todo es un complot entre las empresas de salud y los médicos. Viví en carne propia cómo los médicos se esfuerzan por darnos los medicamentos por los cuales ganan comisión, y por impedir de alguna u otra forma, brindar a la población colombiana los buenos medicamentos y los tratamientos correctos para cada persona. Era obvio que no habían nombrado el trasplante de médula, aun sabiendo que es la única cura del cáncer de mieloide aguda, ya que este tiene un costo aproximado de $ 180.000 USD y que el seguro tenía que pagar.

Una de las tantas desagradables situaciones que tuve que pasar con las aseguradoras fue una vez que llevaba casi 3 horas esperando una orden para un examen; al lado mío había una mujer que llegó primero que yo, con una edad de 68 años, y tenía más de 4 horas sin comer, esperando por una firma de una persona de las instalaciones de la aseguradora. La miré a los ojos y le pregunté qué estaba esperando, y me contó todo, que era una persona de bajos recursos y que vivía en un barrio humilde de la ciudad de Bogotá. Lo más duro de todo fue saber que estaba sola, que no tenía a sus hijos ahí con ella, ni una persona que la acompañara. Me frustré, sentía que las aseguradoras colombianas solo se robaban el dinero de la gente, perdí mi control por primera vez, me levanté de la silla con rabia, con mucho odio e impotencia de no solucionar esto, y entonces ocurrió algo que nunca había pensado llegar a hacer, me levanté tirando la silla de mi puesto, caminando rápidamente hacia un cubículo de una de las trabajadoras de la empresa, con esa furia interna que tenía y con un tono de voz demasiado alto para que las personas que se encontraban allí escucharan todo dije "¿qué les pasa?, ¿nos quieren matar a todos?, ¿cómo se les ocurre tener a una persona de la tercera edad esperando durante 4 horas sin nada que comer por una estúpida y maldita firma?".

Fue un momento de ira, de rabia, me daban ganas de destrozar ese lugar, de gritarle a todos los trabajadores, de saltar encima de las mesas, y creo que hubiese terminado arrodillado en llanto de tanta impotencia por no poder hacer nada en contra del sistema de salud de Colombia. Es triste, pero es la realidad de este país, lo digo con afirmación porque lo he vivido en carne propia y no tengo que exagerar para describir lo que vivimos.

NO FUE FÁCIL DECIRLE ADIÓS A SER MÁS AMADO

Pasando por estos tragos amargos con la aseguradora, en la otra página de esta historia estaban todos los días del aprendizaje que provenía de ese ser amado, mi madre, esa energía que me transmitía era tan profunda, pensaba que en realidad existe una conexión entre madre e hijo, como la que se vive esos 9 meses en el vientre. Día tras día me mostraba la fortaleza con una mínima, una palabra y con su gran ejemplo. Hubo un momento en el que ella se encontraba en su cuarto y yo venía bajando las escaleras, y desde lo lejos alcancé a ver esa sonrisa resplandeciente en su rostro, esa alegría que vibraba en ella y esa tranquilidad de que algo había ocurrido. Tanta curiosidad me dio ese momento que me dirigí directamente hacia ella y le pregunté:

- *"¿Mamá, por qué estás tan feliz hoy? ¿Por qué tienes esa sonrisa en tu rostro? ¿Qué te ha pasado?".*

- *"Hijo, Dios me ha acabado de hablar, me dijo que me sintiera orgullosa de tener la enfermedad que tengo, que ella había sido escogida para pagar muchos pecados en este mundo y que todo iba a ser por un bien".*

En ese momento no sabía si reír de felicidad con ella o llorar del impactante mensaje. Nunca pensé que ese momento y esa conversación fuera a quedar tatuada en mi vida. Creí 100% en lo que ella me dijo, porque lo podía sentir, era como ese abrir de ojos, de que sí había alguien muy poderoso, de que no estamos solos en este mundo y que en esos momentos cuando la muerte está cerca, siempre aparecerá esa energía que no podemos ver, y que una vez más era un mensaje de ese Dios diciéndome "aquí estoy".

Pasado un año y medio de quimioterapias, transfusiones y diálisis, veía el deterioro de mi madre y sentía que los medicamentos tradicionales estaban acercándola más a la muerte. Era muy fuerte no ver resultados, y más fuerte era que el proceso de trasplante de médula ósea avanzaba 0.1 km por hora, porque cada orden de exámenes era una tutela, y cada examen nos tomaba más de un mes de aprobación. Era un sin sabor, un sentimiento muy amargo y una impotencia no saber qué más hacer. La única cura era el trasplante.

En esa etapa me derrumbé, salía a emborracharme, quería beber alcohol hasta olvidar todo lo que estaba pasando en ese momento, discutía con mis hermanos, me juzgaban por haberme embriagado, pero ellos no sabían el por qué había llegado a ese punto o qué sentía en mi corazón. Llegué a pensar que lo que había hecho estaba mal, que realmente no fue correcto tomar el alcohol como una opción. Ahora sé que todo pasa por una razón, el universo siempre va a actuar para tu bienestar, por eso volví a perdonarme a mí mismo y a descifrar el por qué había acontecido eso, justo en ese momento encontré otro amanecer, ese empuje de fuerza que ves casi al final del túnel, ese nuevo aliento para poder seguir acompañando a mi madre. En una hospitalización de mi ser amado, vivimos las injusticias del sistema de salud, ese día vimos a enfermeros y médicos del hospital Universitario Clínica San Rafael protestando a las afueras, no sabía por qué lo hacían, me invadió la duda y pregunté a una de las enfermas. Me dijo que les debían 2 meses de sueldo, era tan irónico ver esta situación, ya que muchas veces hemos juzgado al servicio de salud en Colombia y a los trabajadores sin saber qué es lo que hay detrás, que la culpa total es de los gobernantes y de los líderes de la salud; aun así, dentro de esa tormenta se encontraban muchas enfermeras que nos brindaban su amor.

Mi madre, en medio de esa situación, sin un mínimo de energía, sin poder caminar bien, me dijo "tranquilo, Angelito, voy al baño y me baño sola, lo puedo hacer". Fueron tan impactantes esas palabras que me marcaron para toda la vida. Su fortaleza me enseñó a no rendirme, y desde ahí llevo ese aprendizaje conmigo, lo aplico para sacar fuerzas en mis momentos débiles y recapacito cuando me quejo o lamento sobre algo.

En momentos de mi etapa con el cáncer, es así como una vez más en mi vida, ese ser amado ha seguido dentro de mi corazón y creería que es la única persona en el mundo que ha sabido y ha sentido lo que soy. Por eso, como dicen las personas "valoren a su madre cuando la tengan viva". De mi parte les recomiendo que entreguen ese amor que a veces está guardando dentro de uno. Hoy puedo aconsejarles que lo suelten y se dejen llevar, que sean libres y que puedan conectarse con ese Dios y el universo para que puedan expresar ese amor a esa persona tan especial que es la madre, les digo que no lo dejen pasar porque es ahí donde está la clave del amor.

Al cabo de otros 6 meses, y después de haber llevado casi dos años de quimioterapia, tratamiento y de muchos procesos, esperado con anhelo ese trasplante de médula ósea, que a la final nunca llegó por la falta de seriedad del seguro médico y por la falta de atención y de agilidad a todos los procesos, sólo completamos 25% de los exámenes y llegó el punto en el que mi madre ya no aguantaba más, esas esperanzas del trasplante cada día se fueron apagando, no había nada de motivación luchando contra el seguro. Nos apagaron esa energía de seguir viviendo. También, el hecho de no haber actuado por nuestros propios medios o buscar otras alternativas, fue algo determinante, y la inexperiencia cobraba su precio.

Es esta la razón de escribir este libro, para guiar a todas las personas y familias que estén pasando por una situación parecida, porque quiero enseñarles cómo actuar rápidamente, qué decisiones tomar y cómo hacer este proceso más llevadero, porque el cáncer no es muerte, el cáncer es como cualquier otra enfermedad que tiene su proceso y su cura.

Un día gris con un poco de lluvia, casi al caer el sol, tuvimos que llevar a mi madre de urgencias al hospital, estaba muy débil, al cabo de unas horas los doctores tuvieron que entubarla. Era tan fuerte y doloroso ver al ser más amado que tienes en tu vida, esa mujer que siempre me mostró su fortaleza al 200%, estar ahí, acostaba con todos esos aparatos, llegó un sentimiento y una sensación a mi vida de destrozo. Nunca había sentido esto antes, era algo inexplicable, como si te quitaran el alma, ese vacío que arde en todo el pecho. Lo más triste de todo fue que no tuvimos tiempo para despedirnos y darnos un último adiós, porque ya estaba completamente dopada, sin embargo, así entré al cuarto y le dije todo lo que la amaba, le di las gracias por todo lo que había hecho por mí, llorando le decía todos mis sentimientos que salían del fondo de mi corazón. Fue tan impactante verla ahí quieta como si estuviera durmiendo, cuando -de repente- veo que salen lágrimas de sus ojos y movía las manos con ganas de abrazarme, ese momento ha sido uno de los más fuertes que he vivido, haber despedido a mi madre de esa forma; creo que eso vivimos todos, mi padre y mis hermanos, cada uno entró al cuarto. No logro imaginar lo que ella estaba sintiendo, esa impotencia de no poderse mover. En el transcurso de unos 20 minutos llega esa noticia, esas palabras que uno no se imagina llegar a escuchar. A veces se nos olvida que somos mortales y que siempre llegará ese momento de irnos de este mundo, pues hasta entonces no ha habido nadie en la tierra que haya vuelto después de ese trance. Mis hermanos y mi padre lloraban, se siente que el alma se rompe, quieres gritar, sacar ese sentimiento y desaparecer en el momento.

Después de haber vivido esa trágica situación aparece ese gran ejemplo de vida que es mi padre, quien me brindó una de las mejores enseñanzas que he podido experimentar con él, pues en el momento de la cremación de mi madre estaba erguido y con la mirada en alto, con el orgullo de haber sido un gran esposo, de cumplir con todos los deberes y compromisos que tenía con esa mujer, sentirlo tranquilo y tan valiente, comprendí que hacer bien las cosas y actuar bien en una familia, hace quedar sin ningún remordimiento y el corazón va a estar en paz. Esa energía que transmitía no tiene precio, eso es tener éxito en la vida, y tomaré su ejemplo. Gracias, papá.

CAPÍTULO 3

MI VIDA EN AUSTRALIA ANTES DEL CÁNCER

MI LLEGADA A AUSTRALIA

Empezaba una etapa de mi vida, venía de haber estado tranquilo acompañando a mi padre durante 2 años después de que mi madre falleciera. Ahí seguían mis sueños, ese chef que quería comerse el mundo, llenarse de experiencias gastronómicas para compartir y conocer otras culturas, poder llegar a esa meta, a ser ese chef internacional con conocimientos nutricionales, de servicio y emprendedor. Fue así como llegué a Australia el 17 de enero de 2016 con metas claras, firme en mis decisiones, con una madurez avanzada por todo lo que había vivido. A los 4 días de haber aterrizado, tuve la suerte de empezar a trabajar en uno de los mejores restaurantes italianos de la ciudad de Brisbane. Ahí empezó mi nueva etapa como chef. Ya venía con muchas experiencias, 4 años en Argentina como cocinero, casi 2 años en Brasil como chef y 4 años en Colombia trabajando como chef ejecutivo en el club militar y en el club campestre La Sabana.

Haber tenido la experiencia de liderar más de 60 cocineros me dio la valentía de llegar a Australia, mostrarle al mundo que este colombiano era un guerrero de la vida y un gran trabajador. Quería compartir mis experiencias y aprender de otras. Así emprendí mi primer negocio en Australia, monté una empresa de helados con mi excompañera. Tuvimos, gracias a Dios, un gran aprendizaje y éxito en el negocio. Era un trabajador nato, laboraba casi 12 horas en mi empresa y aparte trabajaba tiempo completo liderando un café bar restaurante en el centro de la ciudad. Estando allí, con mis ojos pude ver que el éxito de la vida no es tener dinero, pude compartir con una persona (con el tiempo se volvió mi amigo, a quien quiero mucho por todo su apoyo) que tenía muchísimo dinero, se podía llamar millonario, pero con una tristeza inmensa, una soledad que lo acompaña día a día y perdido en el alcohol. Son las consecuencias de los errores que cometemos en la vida. Por eso hay que tomar cada paso cuidadosamente, tener en cuenta que lo que puede pasar por hacer incorrectamente las cosas, como dice Roberto Palazuelos, un gran empresario mexicano, "el universo es claro y preciso, si tú le das al universo, el universo te devuelve el doble, si tú le quitas te quita el doble, y si tú no tienes un buen dharma en tu vida, nunca llegará el éxito, porque el éxito nunca llega ganando dinero y estropeado la naturaleza o creando riquezas y aplastando a las personas". Ese fue el ejemplo más claro que pude vivir con mi amigo, quien era el dueño en el restaurante donde fui jefe de cocina.

Mi vida era un sueño en Australia, ya tenía mi empresa montada, estaba liderando una cocina en la ciudad de Brisbane, era muy feliz con todo lo que tenía, no sabía lo que se venía, no esperaba que la enfermedad se fuera acercando, llevaba una vida de mucho deporte, de comida sana y me sentía muy saludable.

MI SEGUNDO EMPRENDIMIENTO

Me encontraba en esa etapa de crear una nueva empresa, estaba súper feliz y motivado porque era en sociedad con uno de mis mejores amigos, una persona a la cual admiro mucho por su corazón y valentía, nos hacemos llamar hermanos, un financiero con tanta experiencia con los números y creaciones, estaba tan emocionado, ya que sabía que aprendería muchas cosas de él. Todo empezó el 28 de noviembre del 2019, un día antes de viajar a mi querida Colombia a visitar a mi familia, llega mi amigo ofreciéndome que montáramos una empresa juntos de lavado de autos, analicé rápidamente y acepté. Empezamos un nuevo camino de emprendedores, tuve la suerte de haber viajado a Colombia y de trabajar a la distancia día tras día en el comienzo de este nuevo proyecto. Él en Australia y yo en mi país sacamos ventaja, aproveché para crear el logo, hacer toda la publicidad, uniformes, catálogos, página web y demás; la ventaja de todo eso es que en Colombia era un 75% más económico, así realizamos nuestros primeros pasos con éxito en este proyecto. Me encontraba en mi tierra recargando energía, viendo a mi familia y a las personas que quiero, trabajé bastante con mi padre, estuve con mis amigos de patineta, hice mucho deporte, me seguía alimentando sanamente, estaba de vacaciones, pero como mi estilo emprendedor no me deja parar, seguía trabajando. Con casi ya la mitad del proyecto listo y sabiendo que íbamos a tener éxito, gracias a nuestra energía, empeño y ganas de generar empleo, de tener estabilidad económica y poder ayudar a nuestros seres queridos. Finalmente llegó el momento de despedir a mi familia una vez más, era el 28 de enero 2020, ya estaba circulando el Covid en algunos países. Esta despedida fue un poco diferente, fue como si fuera de las primeras (y eso que estábamos acostumbrados por las veces que había viajado), esas despedidas en las cuales hay muchas lágrimas, hay un sentimiento de tristeza y de dolor por dejar otra vez a los seres que más amas. Estuvo extraño porque hace mucho tiempo no tenía una despedida así con mi familia.

Con valentía, con la frente en alto y mi corazón firme volví a tomar ese avión dirigido a Australia, 24 horas de vuelo, en ese momento todos los sentimientos cambian, me sentía emocionado de ver a mi amigo para seguir trabajando en ese emprendimiento y él me esperaba ansiosamente en el aeropuerto. ¡Qué coincidencia! El día que aterricé en Australia aparece el primer caso de Covid-19 en la ciudad de Gold Coast.

Era tan grande la emoción y las ganas de sacar esta empresa adelante que ese mismo día, sin desempacar maletas, empezamos a trabajar. Organizamos frente a frente el sistema de la empresa, lo miraba a él y me sentía orgulloso de ser ese emprendedor, esa persona que siempre ha luchado por sus sueños. Estábamos ahí metiéndole el hombro a nuestras metas, y sabía que nuestro propósito era el mismo, generar empleo y ayudar a nuestras familias. Todo iba muy bien, ya estábamos en las últimas semanas de febrero y habíamos comprado casi todos los materiales, hasta un miniván, estábamos muy emocionados de saber que pronto empezaríamos, nos faltaba registrar la empresa para dar ese comienzo con mucho amor.

En aquel momento había algo que faltaba, pensaba que estaba completo, pero no era así, sentía un vacío que provenía del fondo de mi cuerpo, no sabía si era del pecho, del alma o del corazón, desconocía ese pequeño sentimiento que no me hacía sentir completo, y preciso en ese instante recibí esa gran llamada de mi padre, era la primera semana de marzo 2020, le confesaba que no me sentía bien, que no sabía si era un sentimiento de frustración, pues ya llevaba muchas veces tratando de pasar un examen de inglés para poder aplicar a mi residencia en Australia. También confieso que por esos días había vuelto a fumar marihuana y no me sentía bien haciéndolo, pero había algo que no me dejaba ser, entonces descubrí que había olvidado tener a Dios en mi corazón, estaba tan enfocado en hacer dinero, pero sin la compañía de Él. Fue muy extraño sentir todas esas emociones pocos días antes de que llegara esa noticia que me iba a cambiar la vida, no sabía cómo interpretar ese vacío que había, de pronto era el aviso de que algo iba a acontecer.

Llegó la primera noticia de que Australia iba a entrar en cuarentena, era el 17 de marzo y pensábamos que íbamos a hacer con nuestra empresa. Tomamos la decisión de irnos a vivir juntos y terminar de elaborar toda la parte administrativa de nuestro futuro proyecto. Nos encerramos en la cuarentena, solo teníamos permiso de salir a hacer mercado y había escuchado que si uno tenía buenas defensas el Covid no lo atacaba. Tomé la decisión de ir a hacerme un examen de sangre, eran pruebas de rutina, solo intentaba estar un paso adelante de la pandemia, quería ver si necesitaba tomar vitaminas para subir mi sistema inmunológico. Era 23 de marzo de 2020, ese día me desperté un poco asustado por lo que estaba pasando en el mundo, en la noche fuimos a hacer un buen mercado para no salir en 2 semanas, recuerdo tanto ese momento, eran las 8:00 pm, estábamos a punto de terminar las compras, teníamos el mercado lleno de vegetales, haríamos ejercicio, comeríamos sano y trabajaríamos en el emprendimiento, pero inesperadamente sonó mi celular. Nunca imaginé que esa noche recibiría una noticia que daría un giro de 180° a mi vida. Recibí esa llamada de la persona del laboratorio donde me había practicado el examen diciendo que había encontrado un desorden sanguíneo, mis glóbulos blancos estaban elevados, y para esa persona era un diagnóstico de leucemia. No me lo podía creer, pensaba que era una broma, no sabía qué pensar, era algo muy incógnito, pensaba si era verdad o mentira, pero no tuve más opción y seguí prestando atención. Me dijo que fuera rápidamente al hospital más cercano de urgencias, que él iba a llamar para que ya me estuvieran esperando. Salí de ese supermercado anonadado, contándole a mi amigo que tenía que ir por urgencias porque tenía leucemia. Primero fuimos a la casa...

CAPÍTULO 4

¿ME VOY A MORIR? DIME CUÁNTO ME QUEDA DE VIDA

EL COMIENZO DE ESTE APRENDIZAJE (MI DIAGNÓSTICO)

Todo se tornó incierto, no sabía qué iba a pasar, ni sabía qué era leucemia, lo único que sabía era que es un cáncer de sangre. En ese momento recordé el cáncer de mi madre, también era de sangre, pensé que podría haber sido genético, pero más adelante los doctores me afirmaron que no tenía nada que ver con la leucemia. Después de hacer el mercado llegamos a la casa, con mucha tranquilidad empecé a empacar 3 camisas, 2 pantalones, 3 bóxeres y un par de medias. No sabía cuánto tiempo iba a estar, si me dejarían o no, todo era tan incierto y a la vez no sabía si era verdad lo que tenía, era un misterio, hasta llegar al hospital lo iba a descubrir. Emprendimos el camino hasta el centro de salud, cruzamos muy pocas palabras, estábamos muy pensativos, no sabiamos qué iba a ocurrir.

Al llegar a urgencias le digo a la señora que atendía "me han llamado por unos exámenes que me he realizado y la persona del laboratorio me dijo que cuando llegara acá me iban a asistir de inmediato". Ella me dijo "ya te hago ingresar por urgencias". En cuestión de dos minutos ya estaba adentro, sin mi amigo, en una camilla, justo en el momento supe que lo que me habían dicho por teléfono era verdad, tenía cáncer. Mi cabeza empezó a imaginar mil cosas, todo lo empeoraba cuando los médicos llegaban y me miraban con una cara de tristeza, de consuelo, y yo solo me preguntaba "¿cuánto me quedará de vida?". Pensaba en si me iba a morir en una semana o un mes, pero solo sabía que me iba a morir, fui cobarde en preguntarle eso a los doctores, tenía miedo de hacer preguntas, solo esperaba todo el procedimiento que estaban haciendo, ya había pasado casi una hora y media y mi amigo seguía esperando afuera con la esperanza que me dieran de alta, luego llegó un doctor y me dijo que me tenía que quedar hospitalizado, era difícil de creer, pues me encontraba en un estado físico espectacular, venía de una rutina de ejercicio de casi 2 horas diarias, buena alimentación, me sentía con energía, en un estado de plenitud, no tenía ningún dolor o malestar, nada. Saber que tenía que quedarme hospitalizado trajo a mi cabeza el pensar que la vida es muy corta, no sabemos en qué momento nos puedan ocurrir cosas, y que probablemente yo ya no tenía más opciones de vivir la vida como me encantaba, al máximo, haciendo deporte, siendo un viajero y siempre con ganas de aprender algo cada día, solo estaban en una cama, esperando una respuesta de sobrevivencia. En ese momento lo único que hice fue preguntarles a los doctores si mi amigo podía entrar y si me podía despedir de él para que se fuera tranquilo a su casa. Sentí que -de pronto- era la única persona de la cual me iba a despedir cara a cara por última vez. Cuando llegó le dije: "me van a dejar hospitalizado, estoy tranquilo", si me tenía que morir estaba feliz con lo que había hecho en mi vida porque siempre luché por cumplir mis sueños.

No caí en cuenta que realmente estaba en shock. Ya sabía que estaba solo, mi amigo se había ido, no tenía a nadie que me esperara afuera, ni mi familia cercana, ni mi padre, ni mis hermanos, fue un momento donde todo lo que había vivido estaba en mi mente, todo lo que sentía, mis creencias, estaban ahí presentes, era como si alguien me mostrará la verdad absoluta, ese sentimiento de culpa por las cosas que dentro de mis creencias había hecho mal, fue ahí donde mis prioridades y caprichos cambiaron radicalmente, uno de esos fue el dinero, pude ver que no servía para nada, y que esa prioridad de trabajar fuerte y duro por sólo tener dinero era errónea, estaba equivocado en mis prioridades. Había desperdiciado mucho tiempo de mi vida pensando en cosas que no llenaban y que no servían, no sabía si tenía una segunda oportunidad de remediar mis errores, pero estaba tranquilo de que ya sabía uno de los sentidos de la vida, y que fuera tarde o no, mis prioridades habían cambiado, no sé de dónde provenía, pero sé que era esa energía que siempre he tenido al lado mío, a la que llamo DIOS, y sin saberlo venía el comienzo de un nuevo nacimiento.

El segundo día de haber estado en el hospital me movieron al sector de oncología, era grande, cómodo y me sentía bien, ahí apareció una nueva esperanza, era la primera vez que conocía el equipo de oncología, mi futuro doctor y oncólogo que me iba a acompañar en este camino. Me mandaron a hacerme una biopsia para reconfirmar el cáncer, los resultados salieron muy pronto, 7 horas después llegó una de las peores noticias, resulta que no era solo leucemia, sino que era un tipo de leucemia llamado leucemia aguda y que era más agresiva que la "normal". El miedo me agobió durante esa noche, no sabía si comunicarle a mi padre y a mis hermanos, fue una noche que no podré olvidar, mi mente volaba a lugares que nunca había estado, había sensaciones y sentimientos nuevos, me sentía en lo más profundo de un vacío sin fin; pero, en el fondo, había algo que me decía que tenía que salir de ahí, recapacité acerca de todo lo que había pasado en mi vida, la vi pasar en segundos, fue extraño, incluso creo que una vez pensé que eso iba a suceder. De hecho, en mi país dicen "algún día iré a sentar cabeza", eso significa que en algún momento de mi vida voy a madurar y pensaré muy diferente a cuando joven. Ese fue el día.

Esa tarde en el hospital no tuve nada de información, era una incertidumbre. En la noche me fui a dormir con muchas cosas en la cabeza, todo era muy confuso.

Empezó mi tercer día en el centro de salud, era un nuevo amanecer, tenía que ser valiente, recordaba a mi madre en sus momentos de fortaleza y a mi padre con su frente en alto, no me podía quedar sin hacer nada, tenía que aceptar esto de la mejor manera; empecé a actuar, llamé a mis dos primos que estaban en Australia y a un amigo psicólogo para que me ayudara a solucionar mis dudas de comunicarle a mi padre y mis hermanos, no sabía cómo decirles la noticia. Tenía eso dentro de mi cuerpo, era algo que me agobiaba. Gracias a Dios, tomé la decisión de llamar a un profesional, me sentí apoyado y pude tomar las mejores decisiones, uno de los primeros consejos que recibí fue "espera a que los resultados de la biopsia salgan completos y tus doctores te digan cuál es el proceso y así tú sabrás claramente qué es o qué le puedes decir a tus familiares". Me calmé, porque tenía esa incertidumbre que me comía por dentro. Al relajarme, recordé a una chica colombiana que había muerto hace poco de cáncer en la misma ciudad donde estaba. Inmediatamente traté de tener contacto con el esposo, porque necesitaba una guía con todo el tema de seguros, pagos, medicamentos y todo lo que conlleva estar en otro país y tener cáncer. Tenía que saber cuánto dinero iba a necesitar.

Justo en ese momento apareció mi primer ángel, Carolina Aponte, quien era amiga del esposo de la mujer que falleció. Ella, con 10 años de experiencia como enfermera, me dirigió paso a paso, empezando con la enseñanza de sanarme a mí mismo, con el simple hecho de comenzar a actuar con los fondos, eran tan sabias las palabras y reconfortantes, que cada cosa que yo hacía inmediatamente tenía un resultado.

Hubo una historia de ella que me hizo creer que uno mismo se puede curar, y esa curación proviene directamente de la mente y de la conexión que hay con ese ser supremo. Me contó que a sus 21 años le habían encontrado unas células malignas en su ojo izquierdo y que el pronóstico de los doctores era de 6 meses de vida. En su relato cuenta que estaba en una cita con el doctor, a quien le calculó 65 años y calificó como un hombre "sin escrúpulos", él le dijo que tenía que tomarse alrededor de 30 pastillas diarias y que si no era así se iba a morir. Su reacción fue negativa porque no había conexión con el dolor, pues decía que era una persona fría que ni tenía tacto para hablar. En ese momento ella reaccionó y entregó todo a Dios, diciéndole al doctor que no se iba a tomar ninguna pastilla ni haría el tratamiento de la forma en que él lo sugería, se despidió del consultorio diciendo "no se preocupe por mí, doctor, las respuestas las encuentro en otro lado". El médico, histérico, le repitió que si no se toma esas pastillas se iba a morir.

Se fue a una iglesia católica muy famosa en Bogotá, llamada el Señor de los Milagros, y encontró su momento para hablar con ese ser tan poderoso, expresarle sus sentimientos más profundos, pidiendo por sus necesidades y sanación. Al cabo de 6 meses, Carolina volvió a hacerse sus exámenes sin haberle dicho a nadie ni a su familia lo que había ocurrido, los resultados salieron negativos, mostrando que no tenía absolutamente nada, lo único que hizo durante esos meses fue orar y hablar diariamente con sus células, con su cuerpo. Ella me decía que todos los días le mandaba el mensaje a sus células que se sanaran.

En la noche del día que la conocí a ella, me llegó un video proveniente de la mamá de mi prima, quien ya se había enterado de mi noticia, ese video coincidía con todas las palabras que Carolina me había dicho.

Todo empezaba a ser muy claro para mí, era otra dirección de vida, sentía y vibraba que era el comienzo de muchas nuevas cosas en mi vida, no me importa qué dijeran los doctores, ni qué fuera a pasar conmigo, solo me dejé llevar por lo que sentía, mi corazón palpitaba. Ese video me aseguró que mi sanación dependía de mí y de la conexión con ese ser maravilloso. enseñaba sobre cómo sanar la parte enferma del cuerpo, precisamente ese era el título del video, (YouTube como sanar la parte enferma de mi cuerpo) ahí aprendí la primera conexión, por medio de oración y meditación, a encontrarme a mí mismo, entrar en un estado de paz y armonía para comunicarle el mensaje a la parte enferma de mi cuerpo, que se sanara por el daño que había hecho a mi cuerpo, que amara esa parte. En ese instante había aprendido algo nuevo en mi vida, había entendido que el amor es la mejor medicina para sanarte y era tan real lo que vivía que cuando cerraba mis ojos veía cómo mi médula ósea estaba generando nuevas células. Esa noche, después de esa meditación de sanación en mi cuarto, solo, arrodillado, entregado en cuerpo y espíritu caigo en un llanto de felicidad, lloraba porque me sentía en agradecimiento, estaba entendiendo que esto en mi vida había llegado por una razón, sentía que provenía del universo, que era un premio para poder ver las cosas de diferente manera, me sentía orgulloso de estar viviendo esto, era una felicidad muy extraña, sentimientos encontrados, pero era tan claro que el propósito era increíble, mágico, que todo ese vacío que tenía se había ido, tenía la certeza que todo iba a estar bien y así fue.

Ese día número 3 en el hospital fue mi cambio, fui realmente un nuevo ser y una nueva persona.

En este punto quiero recomendar una película que me envió la mamá de un gran amigo y la cual me ayudó muchísimo, se llama "El cambio", de Wayne Dier.

En mi cuarto día de estar en el hospital fue un despertar diferente, me levanté con una sonrisa, tuve la valentía de llamar a mi padre y a mis hermanos, contarles de una manera tranquila lo que me estaba pasando. Era lo que mi alma estaba mostrando, ese mismo día llegó el equipo de oncología contándome que ya estaba organizado todo el proceso de quimioterapia y que iban a empezar a elaborarlo. Una parte de ese proceso era un trasplante de médula ósea que tenía un valor alrededor de 160.000 dólares australianos, empecé a preocuparme un poco, pues no sabía si el seguro iba a cubrir esto, había hablado e investigado con otras personas que pasaron por situaciones similares y todas coincidieron que el seguro estudiantil no cubría el total de estos medicamentos y tratamientos. Sentí un poco de angustia porque estábamos en plena pandemia y porque si me devolvía a mi país no tenía un seguro médico, pues la salud en Colombia no es gratis como en Australia para los ciudadanos, pero en el fondo de mi corazón sentía y vivía esa frase que tanto repiten los religiosos "Dios proveerá". En ese momento volvió el ángel que comenté al principio, me dio soluciones y mostró esa luz de esperanza; a Carolina se le ocurrió la gran idea de crear una recaudación de fondos con un video, una historia que fue como un proyecto. Yo, en medio de mi primera quimioterapia, estaba súper activo, pensando en la historia qué tenía que contar, cómo redactarla, cómo hacer el vídeo propio, y confieso que el pedir ayuda no era fácil para mí, fue un momento muy incómodo, dudaba mucho en hacerlo. Gracias a Dios, tenía esa persona dándome ánimos y fuerzas para lograr lo que se necesitaba.

El primer video que hice para pedir ayuda quedó listo con mis propias fuerzas, a pesar de estar en ese momento en una cama con un diagnóstico de una enfermedad. Empezó el éxito de la recaudación de fondos, quedé impresionado de cómo tantas personas empezaron a aparecer en mi vida aportándome apoyo emocional, económico, hasta con alguna ayuda de comida o transporte; era tan impresionante sentir y ver todos esos grupos de personas, no solo en Colombia y Australia, sino en el resto del mundo, personas que no conocía, que nunca había visto en mi vida, fue entonces donde volví a creer en la humanidad, la vida me mostraba que somos más los buenos que los malos y que esto que estaba recibiendo era por el dharma de toda mi vida. ¿Lo que estaba pasando me lo merecía? No lo sé, pero recordaba todas las donaciones que había hecho en mi vida, las ayudas que había brindado a mi familia y a mis amigos, esos momentos que había compartido mi pan de cada día con otras personas, recordaba cuando siempre ofrecí mi casa o mi cuarto para que mis amigos u otras personas pudieran dormir cuando no tenían donde, siempre me he mantenido luchando por ayudar a mi familia y amigos, tenía la tranquilidad de que cuando uno hace bien las cosas bien le va bien, lo que uno cosecha recibe, si uno le da al universo, este se lo devuelve el doble, y yo soy la prueba de ello.

Les daré algunos consejos que provienen de las cosas que aprendí durante esta primera fase de diagnóstico, puede ser de cáncer, pero también puede ser de otro tipo de enfermedad porque es la misma regla para todas.

RECOMENDACIONES DE CUANDO TE ENTERAS QUE TIENES UN DIAGNÓSTICO

RECOMENDACIÓN #1

En este primer momento recomiendo a todas las personas que mantengan la calma. Es muy importante que controlen el miedo, el estrés y la angustia, ya que estos factores afectan el sistema inmune, también tú mismo te puedes causar una enfermedad anticipándote a las cosas que aún no sabes ni estás seguro de padecer. Lo explico basado en estudios realizados ya que es un tema muy importante desde el momento en el que recibes un diagnóstico.

La doctora Ainhoa Anuzita Alegría, especialista en Medicina Interna de IMQ, explica cómo el estrés afecta la salud.

Al sentir estrés crónico nuestro cuerpo presenta ciertos cambios:

- La presión arterial aumenta.
- Puede aparecer ansiedad o depresión.
- La motilidad intestinal varía.
- La función de la memoria se ve alterada.
- La piel reacciona con acné, eczemas, psoriasis, etc.
- Incluso puede afectar a nuestro sistema inmunitario.

No es necesario llevar el cuerpo al estrés ni al miedo hasta que los doctores te den un diagnóstico concreto, porque muchas veces, antes de un diagnóstico, o sólo con unas palabras que los médicos nos dan nos imaginamos cosas que no son reales y que aún no han pasado, y llenamos nuestra mente de cosas negativas afectando así al sistema inmune. Incluso, hasta nosotros mismos nos podemos estar creando otra enfermedad, está comprobado científicamente por parte de los neurólogos que con nuestros pensamientos podemos crear enfermedades, como lo dice esta página web *https://canalsalud. imq.es/blog/estres-sistema-inmune* que se encarga de mostrar estudios realizados por los doctores y las universidades.

La relación entre el sistema inmune y el sistema nervioso es muy compleja, pero claramente existe una conexión entre ellos.

De hecho, nuestra mente tiene tanta relevancia en nuestro estado de salud, que en psicología se relacionan 4 tipos de personalidades con determinadas enfermedades asociadas. La personalidad tipo A, siendo la de personas con un nivel alto de estrés y ansiedad, suelen padecer enfermedades cardíacas en relación con un aumento de la tensión arterial. En cambio, en el caso de la personalidad tipo C, son personas poco asertivas, que reprimen sus sentimientos y tienden a la autocrítica. En este grupo de personas aparecerán trastornos como la depresión y mayor predisposición a padecer un cáncer o enfermedades auto inmunes.

Por otro lado, explica también el estrés crónico y cómo nos afecta cuando recibimos un diagnóstico, 'en el estrés crónico existe liberación de cortisol, un glucocorticoide producido por las glándulas suprarrenales. Esta hormona produce aumento de la gluconeogénesis y glucogenólisis que se traduce a un aumento de la glucemia en sangre, como consecuencia de estas acciones, se producirá una importante disminución de linfocitos en sangre, un deterioro de la función de estos y descenso de los niveles de inmunoglobulinas.

Todos estos cambios producidos por el estrés crónico pueden traducirse en una leve inmunodepresión. Por tanto, encontraremos lo siguiente:

- Actividad inmunitaria deprimida: más procesos infecciosos por microorganismos oportunistas como infecciones de orina, otitis, cuadros catarrales, etc. Además, se facilita la aparición de enfermedades autoinmunes.
- Problemas de coagulación de la sangre y cicatrización enlentecida.
- Reactivación de enfermedades inflamatorias y autoinmunes: si se padece alguna patología de naturaleza autoinmune como el vitíligo, psoriasis, enfermedad de Crohn o lupus, es posible que durante periodos de estrés presente exacerbaciones.
- Retención incrementada de los virus en los tejidos.
- Disminución de las células NK, encargadas de la eliminación de células tumorales e infectadas por virus."

En pocas palabras, para resumir esta parte vemos que estresarnos o angustiarnos por un diagnóstico no nos conviene, y sólo empeora la situación llevándola a otro nivel que no queremos conocer.

RECOMENDACIÓN #2

- Esta es una de las recomendaciones más importantes que debemos tener en cuenta. En este primer proceso debemos tener la ayuda de un psicólogo profesional, lo mejor es que sea desde el primer día de tu diagnóstico. Es fundamental tener esa persona profesional con cabeza fría, primero para que te sientas apoyado y no te sientas solo; segundo para que te ayude a tomar las mejores decisiones de comunicación con tu familia; tercero para que te ayude a calmar la ansiedad, los pensamientos, el miedo y el estrés que pueden llegar a causar este tipo de noticias; cuarto, para que en todo el proceso te pueda seguir apoyando, colaborando en cada momento que te sientas mal o en cada bajón que puedas tener durante tu proceso y recuperación; y quinto para que también ayude a tu familia a tomar las mejores decisiones que beneficien a la persona diagnosticada.

Desde mi punto de vista y de acuerdo con mi experiencia, les aconsejo buscar psicólogos espirituales, es una gran idea, ya que suman valor extra a tu proceso de superación personal, y una de las mejores razones, es que te ayuda a identificar el significado y el por qué estás pasando por esa situación. Puede ayudarte a descubrir tu propósito de vida, que es algo difícil de lograr para los seres humanos, y te ayudará a desarrollar la parte espiritual, para que desde el fondo de tu ser puedas tener fuerzas para afrontar el proceso que te ha tocado vivir, cualquier momento situación de enfermedad o accidente.

A continuación, hago una reseña de los beneficios de ayuda psicológica para pacientes de cáncer.

El doctor Manuel Villarán, gerente de proyectos médicos de Oncosalud, explica en su entidad oncológica especializada en prevención, diagnóstico y tratamiento del cáncer. "que cuando se trata de la lucha contra el cáncer, se suele pensar en el oncólogo y en los tratamientos, pero no se tiene muy presente el estado emocional del paciente. Recibir el diagnóstico de esta enfermedad es un momento difícil de asumir, que puede desembocar en estrés, depresión y ansiedad. El apoyo psicológico al paciente con cáncer es clave para su recuperación".

"El impacto psicológico que ocasiona la noticia de una enfermedad grave, puede dar lugar a diferentes emociones como negación, culpa, vergüenza, rabia, miedo, resentimiento, tristeza, etc., que, por lo general, se viven en diferentes fases.

1. Adaptación normal, en el cual la persona hace los cambios correctos en su vida.

2. Sufrimiento psicológico y social, que implica que el paciente tiene algunos problemas para manejar esta situación nueva.

3. El tercer grado es el trastorno de adaptación y se caracteriza porque la persona tiene mucha dificultad para afrontar la enfermedad. Presenta problemas emocionales como depresión, estrés y ansiedad.

4. Por último encontramos el trastorno de ansiedad generalizada, que impiden al paciente tener una vida normal e incluye síntomas como miedo, pavor y preocupación.

Según pertenezcan a cada uno de estos grados, el psicólogo le ayuda a desarrollar nuevas habilidades y brinda terapias específicas para hacer frente a este problema.

Asimismo, un equipo de estudio de la Universidad Cooperativa de Colombia publicó un trabajo titulado "La funcionalidad de la espiritualidad como apoyo en el acompañamiento multidisciplinar en pacientes oncológicos", en el que destacan la espiritualidad como herramienta esencial en la intervención psicológica. "Se ha demostrado en diferentes trabajos la necesidad espiritual de los pacientes y su deseo de hablar de aquellos aspectos; a su vez, se ha determinado el impacto positivo que tiene una adecuada atención de la dimensión espiritual 'sobre el dolor crónico, sobre pacientes con psoriasis en tratamiento con fototerapia, sobre el sistema inmunológico, sobre la función cardiaca, sobre una mejora del apoyo social y sobre la prevalencia de síntomas depresivos en pacientes geriátricos'".

Todos estos estudios comprueban la importancia de la mente tranquila y la paz interior que necesitamos para poder llevar nuestro proceso de recuperación de la mejor forma posible y también hablo de ese extra que témenos que dar nosotros mismo para poder ayudar nuestro cuerpo a recuperarse y que los tratamientos sea mucho más eficaces, que con nuestra mente serena logremos nuestra sanación.

RECOMENDACIÓN #3

- Después de estar seguros de un diagnóstico concreto, es muy importante que te apalanques y empieces a buscar los casos de éxito relacionados a tu mismo diagnóstico, porque, así como se han curado esas personas, tú también lo puedes lograr, y son muy importantes esas referencias, ya que puedes tener una visión más clara de qué tienes que hacer, cómo lo tienes que hacer o a dónde tienes que ir. Si puedes conseguir el contacto y hablar con esas personas será mucho más fácil tomar tus decisiones; además, te llenarás de esperanzas y sabrás que tú también lo vas a lograr. Ellos te pueden ayudar de mil maneras, como, por ejemplo, los tipos de medicamentos, nombres de doctores especializados, lugares donde tienen investigaciones actualizadas de tu diagnóstico, si tuvieron que necesitar dinero extra o no, y probablemente algunos te darán consejos de alimentación o de hábitos. Una de las cosas más valiosas, es que te van a explicar todo el proceso, así la incertidumbre que tienes puede disminuir. Vas a tener una persona que te va a decir por todo lo que vas a pasar, y eso te va a calmar la ansiedad. Si ellos lo lograron tú también lo puedes lograr, sólo es cuestión de voluntad y seguir las guías de esas personas.

GRUPOS DE APOYO

A muchas personas a las que se les diagnostica cáncer les resulta útil formar parte de un grupo de apoyo para pacientes con cáncer. Es un lugar en el que puede hablar y transitar los sentimientos y las dificultades que sufre con otras personas que han pasado por experiencias similares. Los grupos de apoyo brindan a las personas con diagnóstico de cáncer y a sus cuidadores la oportunidad de aprender y apoyarse mutuamente.

¿CÓMO PUEDEN AYUDAR LOS GRUPOS DE APOYO PARA PACIENTES CON CÁNCER?

Cuando se le diagnostica cáncer, puede experimentar conmoción, ira o incredulidad. Puede sentir una gran tristeza, temor y una sensación de pérdida. Ni los familiares y amigos más compasivos pueden entender exactamente cómo se siente, a menos que hayan recibido un diagnóstico de cáncer ellos mismos. Esto puede hacer que se sienta solo, incomprendido o aislado.

Encontrar un grupo de apoyo es una forma de interactuar con otras personas que tengan experiencias similares y de primera mano con el cáncer. Puede conocer sus experiencias y compartir las suyas. Esto puede ayudar a reducir el estrés.

En un grupo de apoyo para pacientes con cáncer, los miembros pueden sentirse más cómodos compartiendo sentimientos y experiencias que pueden ser demasiado difíciles o incómodas para compartir con sus familiares y amigos. Ser parte de un grupo, con frecuencia, crea un sentido de pertenencia que ayuda a cada persona a sentirse más comprendida y menos sola.

También puede analizar información práctica en un grupo de apoyo. Esto puede incluir qué esperar durante el tratamiento, cómo controlar efectos secundarios específicos, cómo encontrar servicios de apoyo, y cómo conversar con los proveedores de atención de la salud y con sus familiares. Hablar sobre estos temas dentro del grupo de apoyo podría proporcionarle una sensación de control y reducir los sentimientos de impotencia al afrontar el cáncer.

Muchos estudios demostraron que los grupos de apoyo ayudan a las personas con cáncer a afrontar la ansiedad y la depresión. Estos grupos de apoyo también ayudan a que las personas se sientan más optimistas y controlen mejor sus emociones. Sin embargo, es importante encontrar un grupo de apoyo que le parezca adecuado para usted. Algunas personas no sienten que ser parte de un grupo de apoyo sea adecuado para ellas en absoluto. Estas personas pueden obtener un mayor beneficio con otras fuentes de apoyo.

¿QUÉ TIPOS DE GRUPOS DE APOYO PARA PACIENTES CON CÁNCER EXISTEN?

Existen diferentes tipos de grupos de apoyo que ofrecen apoyo de diferentes maneras. Intente encontrar al grupo que mejor se adapte a sus necesidades. Los siguientes son algunos tipos de grupos de apoyo:

Grupos de autoayuda o dirigidos por compañeros. Estos grupos de apoyo están organizados por los integrantes del grupo.

Grupos de apoyo dirigidos por profesionales. Un consejero, un trabajador social, un psicólogo u otro profesional capacitado puede dirigir la conversación entre los integrantes.

Grupos de apoyo informativo. Estos grupos son dirigidos por un coordinador profesional. Proporcionan información y educación relacionadas con el cáncer. Estos grupos con frecuencia invitan a oradores, como médicos y personal de enfermería, que brindan asesoramiento experto.

Los grupos también pueden estar diseñados para públicos específicos, como los siguientes:

- Todas las personas con cáncer
- Personas con un tipo de cáncer específico
- Personas dentro de un determinado grupo etario
- Personas con un estadio de cáncer específico
- Cuidadores, como familiares y amigos

¿DÓNDE SE REÚNEN LOS GRUPOS DE APOYO?

Los grupos de apoyo pueden reunirse en persona o en línea. Ambos tipos de grupos de apoyo pueden ser útiles y puede elegir una opción o la otra, o ambas.

Los grupos de apoyo en persona pueden reunirse en diversos lugares, incluidos centros oncológicos, hospitales locales o instalaciones de la comunidad. Este tipo de grupo de apoyo ofrece a las personas la oportunidad de tener contacto directo con otros integrantes del grupo. Puede ponerse en contacto con alguien de antemano para saber más sobre cómo es una reunión típica.

Los grupos de apoyo en línea pueden ser una opción práctica cuando un grupo en persona está demasiado lejos o cuando no es recomendable que viaje por motivos de salud. O puede ocurrir que a algunas personas les resulte más fácil compartir sentimientos con otras en un entorno virtual. Los grupos de apoyo en línea también pueden permitir a las personas con tipos de cáncer raros que se comuniquen más fácilmente con otras que tienen el mismo tipo de cáncer.

Existen diferentes tipos de grupos de apoyo en línea, entre los que se incluyen los siguientes:

- Los tableros de mensajes o los foros de debate permiten a las personas publicar un mensaje de modo que los demás puedan responderlo.
- Hay grupos, páginas o chats específicos en plataformas de redes sociales, como Facebook y Twitter. Estos pueden ser "cerrados" (admisión mediante aprobación previa del organizador del grupo) o estar abiertos a cualquier persona. Obtenga más información sobre el uso de las redes sociales durante el cáncer (en inglés).
- Las salas de chat permiten a los integrantes comunicarse en tiempo real al escribir mensajes de ida y vuelta.
- Los grupos de apoyo por chat de video se organizan como un grupo de apoyo en persona, pero los participantes se reúnen a través de un servicio de videoconferencia como Skype o Zoom.

- Las listas de correo electrónico o los servidores automáticos de listas de correo envían mensajes escritos por integrantes del grupo a todo el grupo.

Obtenga más información sobre las comunidades de apoyo en línea (en inglés), incluidos los aspectos relativos a la privacidad en línea.

¿CÓMO ELIJO UN GRUPO DE APOYO?

Para decidir qué tipo de grupo de apoyo se adapta mejor a usted, tenga en cuenta sus necesidades, su personalidad y los aspectos prácticos, como la tecnología o la organización de la reunión:

- ¿Espera obtener apoyo emocional, información y educación sobre el cáncer o una combinación de ellos con su participación?
- ¿Prefiere ponerse en contacto con otras personas a las que se les haya diagnosticado el mismo tipo de cáncer y/o que tengan el mismo estadio de la enfermedad?
- ¿Se siente más cómodo compartiendo sus sentimientos y experiencias en persona o en línea?
- ¿Con qué frecuencia se reúne el grupo? ¿Cuándo? ¿Por cuánto tiempo?
- Si es en persona, ¿dónde se reúne? ¿Cómo es una reunión típica?
- Si es en línea, ¿qué tecnología se utiliza? ¿Cómo se comparte la información entre los integrantes del grupo?
- ¿Quién dirige u organiza el grupo?

CÓMO ENCONTRAR UN GRUPO DE APOYO

A continuación, se ofrecen algunas formas de encontrar un grupo de apoyo. Si encuentra varias opciones, haga una lista por si desea probar diferentes grupos o cambiar de grupo en el futuro.

- Consulte a su equipo de atención de la salud en el hospital o centro médico donde recibe el tratamiento contra el cáncer. Muchos hospitales y centros de tratamiento contra el cáncer organizan grupos de apoyo para sus pacientes.
- Un trabajador social (en inglés) en su hospital local puede ayudarle a encontrar un grupo de apoyo de la comunidad.

- Busque una lista de grupos de defensa del paciente clasificados por tipo específico de enfermedad (en inglés). Los grupos de defensa suelen ofrecer grupos de apoyo como parte de sus servicios o tener una lista de grupos disponibles para ese tipo de cáncer específico.
- Busque una lista de organizaciones que ofrecen apoyo y servicios a personas con cualquier tipo de cáncer.
- Realice una búsqueda en Internet o busque en una plataforma de redes sociales con la que se sienta cómodo.
- Solicite sugerencias a otros pacientes.

¿QUÉ OCURRE SI NO ME GUSTAN LOS GRUPOS DE APOYO?

Los grupos de apoyo son una forma en la que las personas con cáncer pueden encontrar apoyo. Sin embargo, algunas personas pueden no estar interesadas en unirse a un grupo de apoyo. O puede unirse a un grupo de apoyo y descubrir que no le resulta útil. Si esto es así, considere:

- Conseguir asesoramiento individual y apoyo psicológico.
- Comunicarse con una línea de ayuda contra el cáncer (en inglés).
- Hacerle preguntas específicas a un integrante de su equipo de atención de la salud.
- Participar en eventos educativos específicos en su centro oncológico u hospital.
- Hablar con un amigo o familiar , o con un miembro del clero u otro asesor espiritual.
- Participar en actividades que disfrute y que le permitan conectarse con amigos o familiares.

La recomendación que acabos de leer hace referencia a todo lo que yo viví desde el primer día que recibí mi diagnóstico, por eso hago énfasis en cada paso de estos tipos de circunstancia que la vida pone en cada uno de nosotros, yo le agradezco a la vida de haber podido tener el pensamiento y la capacidad de buscar personas que desde el primer día me ayudaron con la esperanza de sobrevivir a todo lo que se me venía. Mil y mil gracias a todas esas personas que aparecieron en mi vida durante todo mi proceso.

RECOMENDACIÓN #4

- Les quiero compartir algo que ya había nombrado en mi historia, y es que cualquier situación que nos pasa a nosotros tenemos que tomarla desde un punto de vista positivo, tenemos que depositar nuestra fe en el universo, estar seguros de que siempre está obrando por el bien de la humanidad y estas situaciones nos llegan por la necesidad de un cambio, para mejorar, para que cada día podamos ser mejores personas. Te aseguro que, si lo tomas de esa forma, vas a ver la evolución y los frutos de todo esto. Lo mejor, es que desde el primer momento estamos empezando a sanarnos, porque tomando una actitud positiva, estamos dejando el estrés, la angustia y los miedos a un lado, que son los que conllevan a que nuestro sistema inmune baje, se puedan empeorar las cosas y, en el peor de los casos, podamos entrar en una depresión permanente; por eso les recomiendo que tenemos que estar en plena confianza de que es un aprendizaje y que todo pasará, y que hay que luchar porque no hay nada que perder.
- Hay una frase que Papa Jaime (Jaime Jaramillo) siempre nombra en sus conferencias y es que desde el amor podemos sanar todo hasta nuestras propias enfermedades y la única llave para abrir esa puerta es el amor.
- Nunca te digas "por qué me pasó esto a mí", es mejor preguntar "para qué fue que me pasó". Desde mi experiencia esto ha sido una de las mejores cosas que me han pasado en la vida, ya que valoro todo, mi vida, mi familia y los verdaderos amigos; y lo más lindo que he podido experimentar es la paz y tranquilidad interior que he llegado a tener por medio del cáncer, y por eso llamé este libro así: *OMG, AMO EL CÁNCER.*

RECOMENDACIÓN #5

- A las personas que tengan un diagnóstico y también para los que no, pero tienen un familiar en una situación similar, quiero decirles sobre lo importante que es la compañía en este proceso.

Hay que dejarse guiar desde el amor y la armonía con la vida y con tu cuerpo, cuando se haga ese clic es cuando se toma la decisión de aceptar y ver lo positivo de lo que está pasando. Créeme, estás empezando a sanar tu cuerpo y estás dando el paso más grande para que tu proceso sea más fácil. Te aseguro que será muy llevadero y súper tranquilo si sigues estos consejos y te dejas guiar por amor, la armonía y las enseñanzas que te da la vida. Hay que pensar que tú no eres la única persona que está así, hay peores casos que el tuyo; por ejemplo, hay millones de personas muriendo cada segundo por enfermedades contagiosas o terminales, y hay quienes están sufriendo en cuidados intensivos, así que no estás mal. Yo con quimio y con todos los tratamientos, he podido surfear, andar en skate, correr, hacer ejercicio, comer con responsabilidad, seguir con mis planes de vida, tener novia, y trabajar en mis proyectos; mi corazón está más tranquilo que antes, soy feliz y más consciente de todo lo que en realidad es el significado de la vida. Con mucho esfuerzo sé que tú puedes y que todos lo podemos lograr, es solo dejar el orgullo y el ego, sentir el corazón y sacar esa persona que tenemos cada uno de nosotros, ese que -de pronto- aún no has descubierto y que está lleno de fuerza. También conectando tu espíritu con el universo y el DIOS en que creas.

Por último, quiero dejar estas palabras del Dr. Mario Alonso Puig que es un médico, fellow en cirugía por Harvard University Medical School y ha dedicado gran parte de su vida a investigar cómo desplegar el potencial humano, especialmente en momentos de desafío, incertidumbre y cambio. Lleva más de 20 años impartiendo cursos, conferencias y trabajando con equipos directivos para potenciar capacidades humanas y hoy nos deja estas lindas investigaciones que comprueba que la felicidad, cambia todo el comportamiento de las células y tejidos en el cuerpo. Es decir, todo tu cuerpo trabaja de forma diferente, y la razón científica a esta explicación, es que cuando estamos en un estado de felicidad, armonía, o amor nuestro cuerpo reproduce una hormona que es la más importante para nuestra recuperación y sanación. Esta hormona se llama Oxitocina y su trabajo es proteger nuestro cuerpo de infecciones y potencializar nuestro sistema inmune para batallar contra cualquier cosa que nos esté pasando dentro de nuestro cuerpo. Es así como la felicidad y todos los estados de ánimos positivos ayudan a tu recuperación y una posible esperanza de sanación.

CAPÍTULO 5

MI PRIMERA QUIMIO

CONOCER TU CUERPO

Normalmente la primera quimioterapia para muchos tipos de cáncer, se aplican las dosis más fuertes e invasivas, ya que, con esta, los oncólogos intentan eliminar todas las células cancerígenas. Pasé por una de las quimioterapias más fuertes de mis ciclos. Gracias a Dios, estaba tranquilo y cada día que pasaba aparecían más ángeles en mi vida, como lo hizo uno de los más importantes en este proceso. Era impresionante ver cómo la suerte corría a mi favor, pero todo era por tomar la mejor actitud desde un principio, con tranquilidad y con la cabeza en alto caminaba todos los días. Sentía cómo el universo conspiró para que un periodista de un noticiero australiano le llamara la atención mi situación y ver sus ganas de querer luchar a mi lado, de acompañarme en mi proceso, de brindarme todo su apoyo y de ayudarme en la lucha para que la aseguradora pudiera pagar todo el tratamiento. Fue así como salí hasta en los noticieros de Australia, llegando hasta el ministerio de Salud.

No sabía cómo había ocurrido, pero estaba claro que todo lo que había hecho previamente me había abierto puertas. Sabía que no estaba solo, que esa energía que yo llamo Dios estaba ahí presente.

En mi vida estaba habiendo un cambio, aprendiendo nuevas cosas, experimentando emociones, todo era tan diferente a lo que era antes, casi en la mitad de mi primer ciclo, ya llevaba alrededor de 12 días en el hospital y apareció la persona que iba a terminar de compactar estas nuevas sensaciones que estaba viviendo, con esta persona, que aún sigue siendo mi mentor espiritual, empecé a aprender a meditar y a entender el por qué estamos en este mundo, el por qué estamos acá. Con él comprendí todo lo que me había pasado durante esos 12 días, volví a encontrarme a mí mismo, a ver ese niño interior que tenía y a olvidar los malos momentos en mi subconsciente.

Es aquí donde empieza mi renacer, después de haber vivido esos 12 días en el hospital y de haber pasado por todas esas experiencias en tan corto tiempo. Quiero agradecer a Jaime Jaramillo, más conocido como Papá Jaime, una persona que recomiendo mucho. Él ha sido gran parte de mi aprendizaje, mi maestro espiritual. Él empezó a hacer todos los días meditaciones en vivo, y ahí estaba yo, en primera fila recibiendo todo ese conocimiento, curándome y a la vez sanando todo mi interior. Empecé a conocer por qué es que debemos meditar y las razones químicas que causa en el cuerpo, y sus beneficios para la mente. Todos necesitamos de esos momentos de relajación, de respiración consciente y de poner la mente en blanco, de dejar a un lado todos los problemas, todas las creencias y solo visualizarte en el aquí y el ahora, que tu mente no esté ni en el pasado ni en el futuro, porque nadie sabe el futuro y nosotros nos gastamos tanto pensando en este, que no tomamos acción del presente, que es la clave para que llegue tu verdadero futuro.

Terminé mis 30 días hospitalizado, en ese tiempo hubo un ciclo de dos semanas de quimioterapia y dos semanas de recuperación donde nunca sentí ningún efecto secundario, no supe qué fue un dolor de cabeza en la primera quimioterapia, tampoco sentí un desaliento, y no llegaron esas náuseas y vómitos que los doctores dijeron que iban a suceder, o esa pérdida de apetito de la que hablan muchas personas en sus procesos de quimioterapia. Fue el principio de descubrir que, con la mente, pensamientos y todo el conjunto de emociones, podía alcanzar mi sanación.

Una parte que fue clave durante ese mes en el hospital fue Ángela Parra, un ángel que aparecía en mi vida. Con ella descubrí otro tipo de meditación y también fue una persona de gran ayuda para poder encontrar el amor propio. Todo sucedió en una tarde soleada, estaba sentado en la ventana de mi habitación del hospital viendo el panorama de la ciudad con sus lindos árboles y ese cielo azul que caracteriza a Australia, en ese instante sonó mi teléfono, era Ángela, nunca había hablado con ella, no la conocía, pero inmediatamente esa voz tan dulce me dio tranquilidad; me empezó a decir que ella era una psicóloga y que trabajaba la parte espiritual, alguien le había dado mi teléfono para que me llamara y me preguntó si estaba dispuesto a hacer una sesión con ella totalmente gratis; ella solo lo hacía porque me quería ayudar, le dije que estaba totalmente dispuesto a hacerlo y agradecido por la voluntad que tenía. Me dijo que tomara papel y lápiz de color azul, no sabía qué iba a ocurrir en esa sesión, no me esperaba nada, estaba a la expectativa.

Todo comenzó con preguntas tan simples de cómo me sentía o si sentía algo en mi corazón que me atormentaba, que si había algún rencor en mi corazón. Y empecé a soltarme, a decirle un par de cosas, gracias a Dios, no muchas porque no tengo rencores almacenados. Le dije que había tenido un vacío, el vacío interno antes de la enfermedad; fácilmente describió que me había desenamorado de mí mismo y que tenía que volver a enamorarme de mí. Nos devolvimos al pasado, me dijo que escribiera quién era yo, ese niño, qué hacía de niño, qué he llevado en mi corazón y mis deseos desde la infancia, y en ese momento, mientras escribía, empecé a llorar, era realmente la sensación de que me había perdido; volver a escribir y sentir lo que yo era, fue como verme claramente en un espejo y ver mi interior sin ninguna venda en los ojos, solemos mentirnos y engañarnos a nosotros mismos, pero llega ese momento en el cual todo explota por dentro. Supe que me había desenamorado de mí, que había olvidado quién era yo, y caí en cuenta de que lo que era en ese momento, era porque me había dejado llevar por mi entorno, por lo que estaba a mi alrededor, por el mundo. Fue un momento mágico el recordar quién era Angelo Romero, en volverme a encontrar cara a cara conmigo mismo. Era tan claro, que podía ver el momento en el que me había perdido y cómo las cosas del mundo me habían consumido. Ese día volví a ser una nueva persona y pude ver que había vuelto a nacer otra vez, entendí que uno puede volver a nacer muchas veces. Tuve casi 3 sensaciones de transformación en un solo mes, me encontraba en una plenitud y gratitud infinita, por volver a sentir ese fuego dentro de mí que era inexplicable y fue entonces que conseguí más valor para poder culminar un mes de hospitalización.

Era el momento de darlo todo estando fuera del hospital. Tenía mucho miedo porque sabía que ya se acercaba el día de salir a encontrarme con la realidad, de no tener esas lindas enfermeras cuidando de mí. Tenía esa incertidumbre de qué era lo que iba a pasar fuera, pero, gracias al universo, ese mes fue de mucho entrenamiento de mi mente, meditando todos los días, y orando a ese Dios, ese amigo, esa energía, que está rodeando el universo y fortaleciendo mi espíritu.

Salí con orgullo del hospital culminando todo el proceso en una armonía de amor. Volvía a sentirme lleno, como me sentí en Brasil esa vez que estaba en conexión con Dios. Dentro de nosotros habita algo que nunca va a morir, esa energía va a seguir, y hay algo más allá, que es todo en el universo. Lo mejor es que salía a resplandecer esa energía para todos, mi familia, mis amigos y las personas que me pudiera cruzar la vida en el camino.

RECOMENDACIÓN DE LA PRIMERA QUIMIOTERAPIA

RECOMENDACIÓN #6

- Primero que todo, el dato que vas a conocer es muy importante, lo descubrí al principio de la quimioterapia, me funcionó y también les ha servido a dos personas que les recomendé en sus procesos. Cuando empiezas tu quimio tienes que eliminar los azúcares y las grasas, también los paquetes y embutidos, ya que estos contienen grandes cantidades de grasa saturadas y son alimentos ultra procesados.

Está comprobado que el consumo de grasas y azúcares durante la quimioterapia hace que tus efectos secundarios aparezcan. En mi caso, cuando rompí la dieta lo comprobé. Un día comí una pizza de carne con mucha grasa e inmediatamente me dio la sensación de náuseas. Otro día, durante una quimio, comí un pollo frito y el malestar fue horrible, tanto así que fue uno de los causantes de terminar dos días después en cuidados intensivos por una bacteria estomacal. Luego fueron unos huevos con salchicha (tipo salami), y el malestar fue casi igual, tuve vómito, y nunca en mis quimioterapias he vomitado, solo esas dos veces que comí grasas. Así que es real y por eso quiero compartirlo con ustedes.

Expongo a continuación una clara y breve explicación por parte de un profesional, que te puede ayudar a guiar en el proceso.

Antes de mostrarte la información del doctor, quiero decirte que durante esta primera quimioterapia aprendas a conocer tu cuerpo, porque lo que te puede pasar al principio seguramente te pasará en los otros ciclos y si aprendes a leer tu cuerpo vas a saberlo controlar en los próximos ciclos, eso no te lo puede decir el doctor, tú eres la única persona que sabe. Siempre tu cuerpo te va a hablar, escúchalo, él te dice si eso que vas a comer te va a caer mal. Trabaja con los doctores de la mano, puedes comentarles sobre bajar las dosis o aumentarlas porque puede que no esté funcionado el tratamiento, o que algunos medicamentos para disminuir los efectos secundarios te provoquen otros efectos, así que hay que tratar de cambiarlo o reemplazarlo. Sin embargo, si haces todo lo que te he dicho hasta ahora, créeme que no vas a tener que tomar medicamento para reducir los efectos secundarios, lo vas a lograr con unos buenos hábitos. Yo nunca tomé ninguna pastilla para el vómito, ni para las náuseas, ni para el dolor de cabeza, ni para la diarrea.

A continuación, les sugiero una guía de alimentación de Chemocare para que tengas claro un poco lo que debes hacer y comer.

Consejos para controlar los problemas de alimentación y su dieta después de los tratamientos de quimioterapia

En los pacientes que reciben quimioterapia, la buena nutrición puede verse afectada por un cuidado bucal inadecuado, fatiga, dolor y fiebre, además de los muchos síntomas que se presentan durante y después de los tratamientos.

Objetivos para controlar los síntomas y mantener una dieta adecuada después de la quimioterapia:

PÉRDIDA DEL APETITO (ANOREXIA)

- Anticipación: planea un menú diario.
- Haz que cada bocado cuente: elija comidas ricas en calorías y proteínas (es decir, guisos, batidos fortificados, mantequilla de maní añadida a los bocadillos).
- Ten a mano bocadillos (pasta de guayaba) todo el tiempo.
- Esfuérzate en comer en el desayuno por lo menos un tercio de las calorías y proteínas que necesita.
- Come de 5 a 6 porciones pequeñas de comida al día (esto le ayudará a ingerir algunas calorías y proteínas más).
- No tengas miedo de probar algo nuevo, esto podría despertar su apetito.
- Asegúrate de seguir buenas prácticas de cuidado bucal.

DIFICULTAD PARA TRAGAR (DISFAGIA)

- Después de los tratamientos de quimioterapia, los alimentos blandos pueden mejorar los problemas para tragar. Este tipo de alimentos tienden a bajar con mayor facilidad.
- Considere tomar batidos ricos en calorías y proteínas. Los líquidos suelen ser más fáciles de tolerar, especialmente si la dificultad para tragar está relacionada con un estrechamiento del esófago.
- Mastique bien los alimentos sólidos.

NÁUSEAS O VÓMITOS

Qué debe evitar durante y después de la quimioterapia:

- Comidas picantes o muy condimentadas (es decir, ají picante, curry, mezcla de especias).
- Comidas grasosas o fritas.
- Alimentos muy dulces o azucarados.
- Grandes raciones de comida.
- Alimentos con olores muy fuertes (las comidas tibias suelen tener un olor más fuerte).
- Beber o comer demasiado rápido.
- Tomar bebidas con las comidas.

- Recostarse después de comer.
- Alimentos procesados y empacados.
- Alimentos con alto contenido de grasa, como el tocino.

Consejos que puede seguir en relación con su dieta:

- Ingiere porciones pequeñas de comida a lo largo del día.
- Elige entradas frías o a temperatura ambiente.
- Enjuágate la boca con agua de limón después de comer.
- Chupa cubitos de hielo o caramelos de menta.
- Durante las comidas, puede ser útil distraerse mirando la televisión, escuchando música o leyendo.

DIARREA

Alimentos que debes evitar (durante y después de la quimioterapia):

- Comidas picantes o muy condimentadas (es decir, ají picante, curry, mezcla de especias).
- Los ricos en fibra (es decir, frutas y vegetales crudos, cereales integrales gruesos).
- Comidas grasosas o fritas.
- Postres pesados.
- Frutas secas, semillas o frutas deshidratadas.

Bebidas que debes evitar (durante y después de la quimioterapia):

- Bebidas que estén muy calientes o frías.
- Bebidas con cafeína (café, té fuerte, refrescos y posiblemente chocolate).
- Sé precavido con los productos lácteos.

Consejos que puede seguir en relación con tu dieta:

- Disminuye la cantidad de fibra total o utiliza una buena fuente de fibra soluble (es decir, arroz, bananas, pan blanco, copos de avena, puré de papas, compota o salsa de manzanas, pollo o pavo sin piel y deshuesado).
- Aumenta la cantidad de sodio (sal) y de potasio en su dieta.
- Bebe mucho líquido.

ESTREÑIMIENTO

El estreñimiento puede ser causado por los tratamientos para el cáncer y los analgésicos.

Consejos que puedes seguir en relación con su dieta:

- Aumenta la cantidad de fibra (frutas, vegetales y cereales integrales).
- Bebe mucho líquido.
- En algunos casos, una dieta baja en residuos (baja en fibra) puede ser apropiada con un aumento de líquidos transparentes.
- Es importante que converses con su dietista y su médico acerca de cuál es la dieta adecuada para ti.

Consejos que puede seguir en relación con su dieta:

- El cuidado bucal es importante para mantener una buena dieta, especialmente durante y después de la quimioterapia.
- Prueba usar una solución de enjuague bucal: mezcle 1/2-1 cucharadita de sal o bicarbonato de sodio en un vaso con agua. Utilice este enjuague 4 a 5 veces al día o más.
- Evita los productos de cuidado bucal que secan la boca (productos que contengan alcohol o peróxido).
- Prueba lubricar la boca con saliva artificial.
- Enjuágate la boca con un trago de aceite de oliva o vegetal y traga el aceite. Esto mantendrá lubricada la boca y el esófago durante unos 15 minutos. Algunas personas no pueden tolerar este procedimiento.

LLAGAS EN LA BOCA *(ESTOMATITIS)*

- Intenta seguir una dieta blanda, con alimentos hechos puré o líquidos, con el fin de reducir la masticación.
- Evita los productos a base de cítricos y tomate.
- Intenta aumentar al máximo las calorías y proteínas tomando batidos nutritivos fortificados (por ejemplo, Boost).

ALTERACIONES EN EL SENTIDO DEL GUSTO

- El cuidado bucal es importante para mantener una buena dieta, especialmente durante y después de la quimioterapia.
- Prueba usar una solución de enjuague bucal: mezcle 1/2-1 cucharadita de sal o bicarbonato de sodio en un vaso con agua. Utilice este enjuague 4 a 5 veces al día o más.
- Prueba chupar caramelos de menta o de limón para mantener la boca fresca.
- Prueba utilizar cubiertos de plástico.
- Agrega hierbas, aderezos y adobos a los alimentos para realzar el sabor. Evita los sabores suaves (por ejemplo, la vainilla).
- Trata de comer frutas frescas.

NOTA:

Insistimos en recomendarle que hable con su profesional de atención médica acerca de su enfermedad y sus tratamientos específicos. La información incluida en lo anterior tiene como propósito ser útil e instructiva, y en ningún caso debe considerarse un sustituto del asesoramiento médico.

Espero que haya quedado más claro lo que tienes que comer dependiendo de cada estado de efectos secundarios que se te presenten. En mi caso, nunca perdí el apetito y lo que siempre pude ver y analizar, es que la pérdida de apetito va de la mano con el estado de ánimo; cuando tu estado de ánimo está bajo no quieres comer y más si tienes algún efecto secundario, tampoco te preocupes, esto nos pasa así no estemos en quimioterapia, o con otros tratamientos. No te rindas, prueba cosas nuevas y cuando en realidad no sientas hambre, comete lo más te gusta, así no sea saludable, si te gusta la hamburguesa cómetela, pero sin salsas; si te gusta la pizza, comete una pizza, pero que sea sólo esa vez que en realidad no tienes apetito. Siempre vas a encontrar algo que te gusta demasiado y que vas a querer comer en esos momentos.

RECOMENDACIÓN #7

- Me voy a referir a lo que viví y me sirvió: liberarse de odios y rencores. Primero contigo mismo y luego con las personas que amas; como, por ejemplo, problemas familiares. Por eso nuevamente toco el tema de que tratemos de buscar a una persona que nos ayude a guiar nuestra parte interior, la espiritual. Es importante sentirse libre, ya que te ayuda a que puedas tener la mente súper clara y enfocarte en tu proceso, que ningún pensamiento negativo llegue a tu cabeza; también es fundamental para que puedas recibir los medicamentos tranquilo, en pocas palabras, es importante sanar todo lo que tienes por dentro primero para que tu proceso sea un éxito. Hay varias opciones para todo esto, podemos encontrarlo con la meditación, con un psicólogo o con un guía espiritual. La idea es liberar tantas cosas que nuestro cuerpo y mente guardan, y que en muchos casos juegan en contra. Debemos entender a la mente, a manejarla y a controlarla como cualquier otro músculo del cuerpo. En la misma biblia, Jesús habla de que debemos controlar nuestra mente como controlamos nuestro cuerpo.

Marcelo Fonseca, médico, habló para Scielo, revista chilena de cirugía, sobre la Importancia de los aspectos espirituales y religiosos en la atención de pacientes quirúrgicos. "Durante las últimas décadas la espiritualidad y la religión se han retomado como aspectos importantes en la atención de pacientes, no solo para la toma de decisiones, sino como elementos que influyen positiva o negativamente en la evolución clínica y en la calidad de vida de los enfermos. Esto se ha traducido, entre otras cosas, en que, en la mayoría de los países, la recepción de los cuidados espirituales y religiosos durante hospitalizaciones sea un derecho garantizado por ley".

En ese mimo documento cita a José Narosky, escritor argentino, quien dice que "el médico que no entiende de almas no entenderá cuerpos".

También nos trae palabras de San Camilo de Lelis, sacerdote italiano del siglo XVI. "En el servicio a los enfermos, mientras las manos realizan su tarea, estén atentos: los ojos a que no falte nada, los oídos a escuchar, la lengua a animar, la mente a entender, el corazón a amar y el espíritu a orar".

ESPIRITUALIDAD Y CALIDAD DE VIDA
PUNTOS IMPORTANTES

- El bienestar religioso y espiritual puede ayudar a mejorar la calidad de vida.
- El sufrimiento espiritual también puede afectar la salud.

El bienestar religioso y espiritual puede ayudar a mejorar la calidad de vida.

No se sabe con seguridad el modo en que la espiritualidad y la religión se relacionan con la salud. Algunos estudios indican que las creencias y las prácticas espirituales o religiosas crean una actitud mental positiva que puede ayudar a que un paciente se sienta mejor y que mejore el bienestar de los familiares que lo atienden. El bienestar espiritual y religioso puede ayudar a mejorar la salud y la calidad de vida de las siguientes maneras:

- Disminuye la ansiedad, la depresión, el enojo y el malestar.
- Disminuye la sensación de aislamiento (sentirse solo) y el riesgo de suicidio.
- Disminuye el abuso de bebidas alcohólicas y medicamentos.
- Reduce la presión arterial y el riesgo de enfermedades cardíacas.
- Ayuda a que el paciente haga ajustes relacionados con los efectos del cáncer y su tratamiento.
- Aumenta la capacidad de disfrutar de la vida durante el tratamiento de cáncer.
- Provee un sentimiento de crecimiento personal a causa de vivir con cáncer.
- Aumenta los sentimientos positivos tales como:
  - Esperanza y optimismo.
  - Ausencia de remordimientos.
  - Satisfacción con la vida.
  - Sensación de paz interior.

El bienestar espiritual y religioso también puede ayudar al paciente a vivir más.

EL SUFRIMIENTO ESPIRITUAL TAMBIÉN PUEDE AFECTAR LA SALUD.

El sufrimiento espiritual hace más difícil que los pacientes hagan frente al cáncer y su tratamiento. Los proveedores de atención de la salud pueden alentar a los pacientes a que se reúnan con consejeros espirituales o religiosos con experiencia para que los ayuden a tratar sus inquietudes espirituales. Esto puede mejorar su salud, su calidad de vida y su capacidad de enfrentar la situación.

Recopilando este capítulo vimos cosas que no se les puede olvidar, fue nuestra primera quimioterapia y aprendimos mucho de ella y perdón por ser tan insistente porque voy a volver a resaltar lo más importante de este capítulo. Solo quiero que les quede muy bien grabado estas recomendaciones:

1. No olvides escuchar tu cuerpo, el te va decir lo que necesitas y lo correcto. Lo mas importante es que estés conectado con tu mente y tu cuerpo siempre siendo amoroso con el.

2. Recuerda que fue tu primera quimioterapia, así que ten presente los efectos secundarios que pasaste, porque lo más seguro es que vuelvan a aparecer en los otros ciclos. La idea es estar un paso adelante de ellos para poderlos evitar o saberlos sobrellevar. Por ejemplo, cuando yo sentía que me iba a dar un dolor de cabeza, inmediatamente me ponía unos tenis y salía a trotar por 20 minutos. ¿Y qué pasaba? De repente ya no tenía esa sensación; el dolor nunca llego. El estreñimiento era otro que solía controlar, ya que logre identificar los días exactos en los cuales ese efecto secundario se iba a presentar. Lo que hacía para combatirlo era empezar a alimentarme unos días antes con mucha fibra y empezaba a tomar el medicamento anti-estreñimiento para así lograr pasar un ciclo sin ese efecto.

3. Nunca olvides esto en tus quimioterapias. Eliminar de raíz los azúcares y las grasas es clave para que no vivas situaciones feas y para que muchos de los efectos secundarios que hablan los doctores no aparezcan.

4. Trabaja de la mano de los alimentos, descubre como cada alimento natural te puede ayudar. Toma al menos de 2 a 3 litros de agua diarios. Te ayudarán a mantenerte hidratado si te da diarrea. También pueden ayudarte a mejorar el estreñimiento que te puede causar la quimio. Si te da dolor de estómago, de pronto tu cuerpo te está pidiendo un descanso, y si lo necesita, ¡dáselo! Escucha a tu cuerpo. Recuerda que los alimentos son un buen aliado para tu recuperación y para combatir los efectos secundarios de los tiramientos oncológicos.

5. Por último, préstame mucha atención, lo más importante es tú parte espiritual, ya que esta es la que logra trasformar tu mente y si tú tienes tu mente fuerte, todas las prioridades caben, ya que todo empieza a nacer desde el amor y la gratitud.

6. No me quiero equivocar o especular, pero un gran porcentaje de las personas a las cuales les seguí el proceso, que lamentablemente ya no están en este mundo, son las que sentí muy pobres de espíritu y sin conexión con ese DIOS o ser superior. Y si me preguntas ¿por qué?, no lo sé. Solo sé que es una fuerza tan inmensa, que la mente del ser humano no tiene ni siquiera la capacidad de imaginar o proyectar el poder tan grande que existe en el más allá o en ese DIOS, así que ¡conéctate!, lucha por eso, ya que es casi el 90% de tu recuperación y tu sanación. No soy religioso, pero para mí solo tiene sentido y he notado la diferencia de las fuerzas de las personas cuando existe una conexión que cuando no. Así que no lo dudes, en realidad no tienes nada que perder. Ese poder y esa energía está ahí siempre contigo, solo ábrele las puertas. Esto no solo lo digo yo, lo dicen varios doctores que llevan trabajado más de 20 años en esta investigación y pueden comprobar, estadísticamente, que la mayoría de personas que encuentran esa parte espiritual tiene mejor calidad de vida durante el proceso. Así que en ti está la decisión de creer o no. Pero te lo repito, no tienes nada que perder. Si crees podrás ver los beneficios. Inténtalo, Tú puedes!, todos podemos. Eso habita en nosotros.

7. Por último, no te estreses, lucha por no entrar en depresión, lo he vivido estos 3 años y también con mi mejor amiga que vivió 6 años con cáncer. Siempre que te deprimes o estás en negación tiendes a enfermarte más y todos los síntomas se empeoran. Todo lo he visto y lo sigo viendo en todas las personas a las que les he brindado apoyo emocional y acompañamiento en su proceso. Así que quiero que seamos de mente fuerte, ya que esta vida es una y que no hay nada que perder. Sonríe por un día más de vida, sonríe por la vida.

CAPÍTULO 6

LAS TRES LLAVES PARA LLEGAR A LA SANACIÓN

ALIMENTACIÓN, EJERCICIO FÍSICO Y SALUD MENTAL

Iniciaba una nueva etapa. Me iba a enfrentar a salir al mundo después de haber estado un mes en el hospital. Hay gente que ve la palabra cáncer como muerte o como si fuera una enfermedad fatal, pero no es así y no fue mi caso. Hay más causas de muertes por otras enfermedades que por cáncer, y es mi intención en este libro, mostrar que puede ser una enfermedad de paso, simple, sin dolor, y que se puede trabajar para minimizar los efectos secundarios de los medicamentos y químicos que los pacientes de oncología tenemos que consumir.

Ahora, en este proceso, quiero ayudar a más personas, sin importar la situación en que se encuentren o etapa de la enfermedad que estén viviendo, porque nunca es tarde para fortalecer tu cuerpo. También deseo poder llegar a las personas que tengan un familiar con una situación parecida, pues he vivido todo esto en carne propia y sé que es posible ver la enfermedad desde un punto de vista positivo que les ayude a tomar mejores decisiones, y este es el comienzo de esta nueva etapa, pues nunca es tarde para nadie.

Todo empieza un día soleado, el cielo estaba azul y sentía esa energía propia de la felicidad. Tenía una sonrisa de lado a lado. Recuerdo que tomé un baño de agua fría muy temprano para sentirme vivo y con mucha energía. Ese día, después de estar un mes en el hospital, era el momento de cambiar la página. Tenía ese sentimiento de agradecimiento con todas las personas del centro de salud, con los doctores, enfermeras, etc., y sobre todo con Dios y la vida.

Ver a mi primo y a mis amigos yendo a recogerme al hospital me dio mucha felicidad. Estuve agradecido porque el universo me puso a muchas personas para apoyarme. Ellos hicieron un aseo profundo a mi apartamento y no querían que ninguna bacteria o germen fuera a afectar mi salud, porque además era época de pandemia.

Al llegar a la casa sentí temor de estar sólo, tenía un pequeño problema porque los doctores me habían recomendado tener a una persona casi las 24 horas a mi lado. Estaba en una situación muy incómoda, y el detalle era que no tenía a esa persona. No tenía una novia estable en ese momento, ni mi familia al lado, me sentía triste, pero a la vez tenía una certeza de que así fuera sólo, lo iba a lograr. Durante dos noches dormí con la incertidumbre de quién podría estar a mi lado o a quién podría pedirle el favor, era una situación muy incómoda el tener que solicitar compañía, sin embargo, una vez más la vida me enseña que uno nunca está solo, en los momentos más oscuros siempre hay alguien de una u otra forma.

LOS ÁNGELES EN LA TIERRA SÍ EXISTEN

Fue así como un cuarto ángel apareció en mi vida, y era como si alguien lo hubiera puesto exactamente ahí, en ese momento, y a todas esas personas, como si las hubiera puesto en el momento preciso, sin falla alguna.

Johan Zabala es uno de mis mejores amigos, y a quien conozco desde hace 20 años, somos casi hermanos, hicimos un viaje de todo Sudamérica juntos, compartimos los mismos gustos y hobbies, y justamente en ese momento nos volvimos a cruzar en el camino. ¡Qué coincidencia!, bueno, o no sé si llamarlo así, pero claramente el universo y esa energía divina estaban presentes en este mismo instante. Él había llegado a Australia 6 meses atrás, se fue a vivir a mí a casa, donde se quedó durante un tiempo, y así volví a ver reflejado el dharma. Él apareció con su gran voluntad y su decisión de querer estar las 24 horas conmigo. Todo era perfecto, tenía a mi mejor amigo a mi lado, una persona con la que hemos compartido como hermanos toda una vida. Amo a su mamá, la respeto, y con su familia en general, siempre hemos permanecido en contacto.

Me decía a mí mismo "no puede ser tan perfecta esta vida", y si, así lo es, es perfecta. En ese momento que estaba en ese hoyo oscuro, con tanto temor, con ese miedo tan profundo de no tener a nadie que estuviera a mi lado, una vez más la vida llegaba con este premio que significó el apoyo incondicional a cada paso, en cada decisión que tenía que tomar. Es tan grande la conexión que logras crear con una persona, después de que se entrega a ti dejando su trabajo, su tiempo, por estar 100% ahí, que te deja con un sentimiento de agradecimiento profundo, y es el que nos enseña a valorar mucho a cada persona, porque nunca sabes el día que llegue tu momento y si puedas contar con alguien que te cuide. Así que mi consejo y la enseñanza de este proceso es que seas humilde y que valores a cada persona que se te cruza en la vida. Ayuda a los demás para que el día que te toque a ti vivir un momento como este, el dharma esté presente y todo lo que has hecho por los demás se te devuelva multiplicado.

Todo corría a mi favor, había un aura de mucha energía, estaba buscando una guía de alimentación, la correcta, la que me iba a salvar, la estaba pidiendo al universo, y vuelvo y digo, no es coincidencia, hay una conexión que no vemos, pero que sí podemos sentir con el universo y ese ser supremo, con esa energía que habita en nosotros y que podemos encontrar en el silencio. Si tomamos la decisión de parar y respirar profundo y estar al menos 10 minutos tranquilos e interiorizando todo, podemos encontrar esa energía; cuando nos calmamos, respiramos y escuchamos a nuestro cuerpo. Pasa lo mismo con la oración, es un momento de silencio y de encuentro con esa energía que está en cada uno de nosotros. Una tarde, estando en la casa, me dio por revisar a mi alrededor. Había unos pocos libros que había leído y otros no, pero entonces ví el primer texto que estaba sobre la caja, lo había comprado hace 10 años en la feria del libro de Bogotá. Había sido uno de los mejores de ese año, y era el texto que iba a guiar gran parte de mi alimentación y a ayudar en la sanación de mi enfermedad, era "El poder de los alimentos", escrito por Boris Chamas.

Era muy impactante ver cómo, cuando yo pedía al universo, él me daba, y todo empezaba a ir mejor. Había hecho una transformación afirmando que mi cuerpo, mente y espíritu estaban conectados, no sabía cómo explicarlo, pero cualquier cosa que deseaba ahí estaba. Sé que tuvo que ver con las meditaciones y oraciones, con esa conexión que había empezado a trabajar en el hospital. Era una vibración interior que se sentía a kilómetros. Había algo que me decía que esa conexión tenía que ir atada a mi alimentación, porque es difícil conectarse sin tener una buena alimentación, pues así se expresa el amor propio. Tomé la decisión de seguir una dieta, unos días vegana, otros días vegetariana, y algunos otros pescetariana, y algo muy importante era que tenía que ingerir comida orgánica. Iba a empezar a hacer literalmente una limpieza en todo mi cuerpo. Leí en ese libro que las algas marinas eran el único alimento que tenía la capacidad de sacar el mercurio y las células cancerígenas de tu cuerpo, así que las algas estuvieron día tras día en mi alimentación.

Esta fue una de las dietas que me acompañó en todo el tratamiento de quimioterapia, la mayoría de los productos que consumía eran totalmente orgánicos y solo cocinaba con aceite de coco, utilizaba sal del Himalaya y eliminé los azúcares, grasas (esto fue clave) y alimentos con conservantes. Le dije adiós a los alimentos procesados; por ejemplo, productos empaquetados; todos estos alimentos son los causantes de los efectos secundarios de la quimioterapia. Un alimento que les recomiendo es la Col crespa en ingles se llama (kale), el cual tiene un gran porcentaje de vitaminas y proteínas, alcanzando a tener 25 veces más que una porción de carne. Estas dietas tienen el nombre de dietas alcalinas y son basadas en mucha alimentación con productos verdes como la lechuga, pimiento verde, apio, espinacas, rúgula, kale, albahaca, brócoli, hojas de coliflor, acelgas, pok choi, algas marinas (como la nori), acompañadas con una proteína como el tofu o falafel. Unos 4 días a la semana son de dieta vegana y los otros 3 se puede comer pescado o pollo, para que se pueda desarrollar masa muscular. Tiene que haber, además, un equilibrio en tu sistema digestivo y muscular, pues durante el tratamiento pierdes mucha masa muscular, es muy importante comer bastante durante la quimioterapia, no dejar espacios largos sin comer, ya que las quimios consumen todos tus músculos y se debe ayudar al cuerpo para que tenga bastantes reservas de energía.

Así que tienes que saber qué comer, pues todo debe ir enfocado hacia la reproducción de nuevas células, que se logra de manera integral con la alimentación, el deporte y la meditación. ¿Por qué hablo del deporte?, pues básicamente porque en el momento en el que el cuerpo se encuentra en un estado físico activo, ya sea corriendo o haciendo bicicleta, con tu respiración oxigenas tu cerebro, y esto hace que haya producción de nuevas células; cuando estás sudando tu cuerpo está quemando las células viejas, por eso el ejercicio es fundamental en todo el proceso. Seguramente hay días que no vas a poder hacer ejercicio, por lo que es importante aprovechar cuando te sientas bien para que lo hagas. Si alguna vez te has preguntado por qué las personas que hacen deporte se ven más jóvenes, es porque queman células y producen nuevas al mismo tiempo.

Otro alimento que siempre estuvo en mi alimentación diaria fue la cúrcuma, es poderoso, algunos libros y muchos doctores de medicina funcional lo recomiendan como alimento curativo de enfermedades. Ayuda a desinflamar los órganos y el cuerpo. Se dice que la cúrcuma era parte de la medicina china y era utilizada muchos años atrás. El doctor Carlos Jaramillo, en su libro "Milagro metabólico", dice que es el alimento antiinflamatorio más poderoso que existe.

Para concluir este capítulo quiero que todo esté claro y que sea una guía para ayudar a reducir los síntomas o los efectos secundarios de las quimioterapias. Está bien que un día comas algo que no se debe, pero tienes que ser consciente de la importancia de evitar esas comidas al máximo. Si te alimentas con helados o carnes (por ejemplo) tú mismo cuerpo te va a decir si eso te cae mal o no, escúchalo. La buena alimentación es clave para que estés bien y que el sistema inmune esté siempre en buenas condiciones.

La Rioja explica en uno de sus artículos sobre la importancia de la dieta alcalina durante la quimioterapia"

Evitar las harinas y azúcares y apostar por alimentos alcalinos ayuda a luchar contra el pH, el potencial del hidrógeno mide el grado de acidez o alcalinidad de un organismo, variando sus valores del 0, que es el grado más ácido, al 14, el más alcalino. El organismo del cuerpo humano se mantiene equilibrado en un rango del 7,35 al 7,45. Sin embargo, si se ingieren alimentos muy ácidos de forma continua, este equilibrio podría verse amenazado, ya que, para contrarrestar la acidez, el organismo humano debe hacer un sobre esfuerzo a costa de otras funcionas básicas del cuerpo, luego puede desarrollar otros problemas de salud relacionados con el peso.

En este caso, vamos a hablar de la relación que existe entre el cáncer y la alcalinidad, puesto que la alcalinidad también representa una mayor oxigenación del cuerpo y, cuando hay oxígeno en la sangre y un pH alcalino, las enfermedades lo tienen mucho más difícil para desarrollarse.

¿QUÉ ES LA DIETA ALCALINA?

Se ha demostrado con numerosos estudios e investigaciones que las células cancerosas aumentan su crecimiento cuando se encuentran en un organismo muy ácido, debido a que los tejidos ácidos pierden su capacidad de intercambiar oxígeno, por lo que el bajo nivel de oxígeno resultante es el medio idóneo para la reproducción de las células cancerosas. Por este motivo, durante el tratamiento de la quimioterapia, es muy recomendable seguir una dieta alcalina, evitando, en la medida de lo posible, todos aquellos alimentos que sean demasiado ácidos para nuestro organismo.

Una dieta alcalina es una alimentación en la que se consume, principalmente, todos los alimentos alcalinos que tengan la capacidad de elevar el grado de pH en nuestro organismo y oxigenar todas las células. La forma de cocinar los alimentos o comerlos directamente en su estado crudo, también influye directamente en la alcalinidad que nos proporcionan los mismos.

¿CÓMO BENEFICIA AL CUERPO LA DIETA ALCALINA?

La quimioterapia es uno de los tratamientos más duros a los que se puede someter una persona, deja al cuerpo sin fuerzas y sin energías, con un sistema inmunológico muy debilitado y vulnerable. Por esto, es muy importante ayudar a luchar al organismo con todos los medios posibles durante este tratamiento, y a recuperarse después del mismo cáncer.

La mejor forma de hacerlo es a través de la alimentación alcalina, ya que, además de dar la energía que necesita una persona, ayudará a luchar contra el cáncer desde dentro, creando las condiciones óptimas para que este no se pueda reproducir, y que la quimioterapia tenga un éxito rotundo. Cuando conseguimos unos buenos niveles de pH en nuestro organismo, debido a la ingesta de alimentos alcalinos, nuestro sistema inmunológico se fortalece y conseguimos que las células del cuerpo se oxigenen y puedan expulsar todas las toxinas.

Además de la dieta alcalina, podemos utilizar un sinfín de plantas medicinales que beneficiarán al cuerpo de diversas maneras, dándole más vigor, vitalidad y ayudándole a restablecerse de todos los desequilibrios y desajustes por los que ha podido pasar.

¿CUÁLES SON LOS ALIMENTOS MÁS ALCALINOS?

Con las técnicas de hoy en día, se puede diferenciar claramente los alimentos ácidos de los alcalinos, incluso dentro del grupo de estos últimos, se puede diferenciar cuáles son los más alcalinos y los menos. A continuación, se muestra una lista descendente de los alimentos alcalinos que podemos consumir para mejorar nuestra salud.

- Los alimentos más alcalinos, entre ellos destacan: agua alcalina con un pH de 8,8, la sal de Himalaya, la hierba de cebada, de avena y de trigo, el pepino, la col rizada, las espinacas, el perejil, el brócoli, los germinados, las algas marinas, las bayas goji, el limón y el pomelo.
- Alimentos muy alcalinos: aguacate, remolacha, pimentón y pimienta, el repollo, las berenjenas, apio, endivia, ajo, jengibre,

judías verdes, lechuga, espárragos, cebollas, rábano, rúgula, tomate y el té verde.

- Alimentos medianamente alcalinos: alcachofa, coliflor, zanahoria, cebollas, calabacín, puerros, berro, coco, quinua, espelta, lentejas, aceite de oliva, aceite de lino y aceite de coco.
- Alimentos neutrales o poco acidificantes: judías negras, garbanzos, seitán, pasas, melón, nectarinas, ciruelas, cerezas, sandía, amaranto, salmón, leche de arroz, leche de soja, anacardos, nueces, avellanas, mango, papaya y aceite de girasol.

Lo que sí se ha encontrado es que ciertos medicamentos, empleados en la quimioterapia, son más efectivos en un ambiente extracelular más alcalino. Pero el cáncer no es el único padecimiento que se ha estudiado en relación con una dieta alcalina. Un estudio demostró que una dieta rica en frutas, verduras y disminución de la carga de ácido contribuyó a la preservación del tejido muscular tanto en mujeres como en hombres adultos mayores.

Hay que recalcar que, cuantos más alimentos crudos se consumen, mejor será nuestra dieta, además de evitar totalmente las harinas, los azúcares y todos los productos procesados, ya que incrementan la acidez de nuestro organismo de una manera considerable. Otros de los alimentos que es preciso dejar de consumir desde el primer momento, cuando nos enfrentamos a una enfermedad seria, como es el caso del cáncer, es el alcohol y el café, así como todas las demás bebidas azucaradas, ya que son algunos de los alimentos más acidificantes para nuestro organismo. Por lo que se ha podido comprobar, en una dieta alcalina se consumen básicamente muchos vegetales, sobre todo, los de hoja verde, y frutas, agua y tés alcalinizantes.

MI EJEMPLO DE UN MENÚ ALCALINO

DESAYUNO

- Un plato de frutas de tu elección (melón, coco, dátiles, papaya, sandía)
- Tortilla con verduras o huevos (tomates, pimientos, espinacas y champiñones)
- Té de jengibre y cúrcuma,

MERIENDA EN LA MAÑANA

- Un puñado de almendras o nueces

ALMUERZO

- Sopa de puerro y papa
- Salmón o pechuga de pollo a las brasas con ensalada verde con tus hortalizas preferidas. Acompaña con vinagreta hecha en casa con aceite de oliva, mostaza, vinagre balsámico, unas gotas de limón y pimienta.
- Podemos acompañarlo de un salteado de verduras verdes cocinado en aceite de aguacate

MERIENDA VESPERTINA

- Una pieza de fruta de tu elección (manzana verde, sandia o kiwi, mi preferencia)
- Cena
- Pechuga de pavo acompañada de ensalada de quinua preparada con tomate, cebolla, cilantro y hojas verdes.

EL EJERCICIO FISICO

El portal Infosalud destaca una nota de la agencia española Europa Press en la que relacionan el ejercicio físico con el tratamiento de cáncer.

"Especialistas han recalcado la importancia del ejercicio físico para hacer frente a los efectos secundarios en el tratamiento del cáncer y para mejorar la calidad de vida de los pacientes en todas las etapas de la enfermedad.

Hasta ahora, la mayoría de las investigaciones se habían centrado en la eficacia de la actividad física en la prevención, pero cada vez se han demostrado más evidencias de que también influye en la rehabilitación y en la supervivencia después del diagnóstico.

El ejercicio físico practicado regularmente tiene un papel protector contra aquellos cánceres que se relacionan con la obesidad. El riesgo de padecer ciertos cánceres como el de colon, mama, endometrio, riñón, esófago, páncreas o hígado es entre dos y cinco veces más elevado en personas obesas.

Por su parte, la oncóloga del Hospital Puerta de Hierro Ana Ruiz Casado ha defendido que el ejercicio físico tiene además "numerosos beneficios" frente a la ansiedad y la depresión, que son aspectos emocionales que afectan "de manera especial" a los pacientes oncológicos, al igual que ocurre con la fatiga. El ejercicio "mejora la calidad de vida y la percepción que tiene el paciente sobre su capacidad funcional física", ha señalado.

Según los expertos, un profesional del ejercicio debería estar presente en todas las fases y en especial al comienzo de la enfermedad, hasta que el paciente adquiera las herramientas que le permitan ser más autónomo al controlar su salud por medio del ejercicio físico.

En toda la información que he recolectado, la actividad física ofrece muchos beneficios. Ayuda a mantener la masa muscular, la fuerza, la energía y la resistencia de los huesos. Puede ayudar a disminuir la depresión, el estrés, el cansancio, las náuseas y el estreñimiento. También puede mejorar tu apetito. Por lo tanto, si no estás haciendo algo de ejercicio, hable con su médico sobre cómo empezar un plan de ejercicios moderado.

LOS 10 MEJORES ALIMENTOS DURANTE LAS QUIMIOTERAPIAS

Estos diez alimentos se derivan de mi experiencia durante las quimioterapias, también tras dos años y 2 meses de investigación, y de leer libros sobre los mejores alimentos. La mayoría están basados en una dieta alcalina. Deben tratar de que estos alimentos sean orgánicos para no seguir consumiendo químicos o productos que no son saludables para el cuerpo. Los 10 alimentos que nombro acá siempre estuvieron en mi alimentación diaria, los consumía constantemente y creería que fueron de gran ayuda para mi recuperación en cada quimio, ya que todos fueron bastante exitosos. Espero que esta información sea bastante útil para ustedes y que puedan lograr los mismos resultados que yo he logrado, para tener una buena recuperación y un proceso manteniendo una buena calidad de vida.

QUINUA

Este alimento tiene alto índice de proteína y de energía, es vital para que tu masa muscular se mantenga y tu energía no esté tan baja. También es un alimento con bastantes vitaminas.

COL RIZADA (KALE)

Es uno de los más poderosos, en muchas de las tablas de nutrientes que vi en un par de libros, en el internet y mi nutricionista ponían este alimento como el número uno, ya que su contenido nutricional y proteico es alto. Siempre los nutricionistas recomiendan en las quimioterapias alimentos con alto índice de proteína y de nutrición para ayudar al sistema inmune a estar arriba y que las células tengan una reproducción rápida para ayudar al fortalecimiento de la masa muscular.

ALGAS MARINAS

Las agregué a mi alimentación durante mucho tiempo, ya que las descubrí en el libro "El poder de los alimentos", y es el único alimento en el mundo que puede eliminar el mercurio y las células cancerígenas, no absorbe ni la contaminación ni el mercurio que se encuentran en el mar. Además, ayuda en el sistema inmune y te brinda muchísimas vitaminas. Japón es el consumidor número 1 de algas y es uno de los países con menos índice de cáncer de mama.

NUECES

Las nueces juegan un rol muy importante en este proceso de quimioterapia, ya que aportan muchísima proteína y nutrientes. Recomiendo las almendras, los pistachos y las macadamias. También las podemos ver por el lado práctico, las podemos consumir como pasabocas, en las mañanas, en la tarde y en la noche. Hasta es posible cargarlas en una bolsita y llevarlas a cualquier lugar que nos dirijamos.

ARÁNDANOS

Los arándanos son una de las frutas con mayores antioxidantes, nos ayudan a producir glóbulos rojos y también nos aportan calorías. Este alimento, como las nueces, es muy práctico, y se puede tener como snack y consumirlo a cualquier hora del día. Yo lo consumía en mis desayunos con la avena de hojuelas y un poquito de canela.

AVENA

En mi dieta consumía avena al desayuno, me ayudaba en la digestión, siempre me mantenía bien y no dejaba que uno de los efectos de la quimioterapia, el estreñimiento, me hiciera daño. Es un alimento rico en antioxidantes, te aporta muchísima energía y te ayuda a controlar el azúcar en la sangre.

HUEVOS

Los huevos estaban en mi dieta diaria, ya que me aportaban mucha proteína, le brindaban grasas insaturadas a mi cuerpo. Hacían que mi masa muscular no disminuyera en las quimios. Además, un huevo aporta vitaminas y nutrientes.

PESCADO Y POLLO

Tener estos dos productos animales en la dieta es necesario, ya que el aporte de proteína animal está bastante reflejado en la masa muscular, como lo había mencionado antes. La idea es podernos ayudar a no perder tanta masa muscular y que el cuerpo tenga de donde tomar la energía necesaria al momento de las quimioterapias.

ESPINACAS

Este es uno de los más importantes durante el proceso de quimioterapia, ya que está en la lista de los alimentos alcalinos que aporta demasiada energía, combate la anemia, previene el cáncer y te ayuda a elevar tu sistema inmune. Tiene proteínas y encontramos vitamina A, B1, B2, C y K, así como también hay variedades de minerales y nutrientes como el calcio, hierro, fósforo, ácido fólico, Zinc y magnesio. Para mí, junto con la col rizada (kale), son los alimentos que no pueden faltar durante el antes y el después de la quimioterapia, pues ayudan para que tu cuerpo se recupere rápidamente después de la sesión.

AGUACATE

Este lo consumía muchas veces al desayuno y al almuerzo, te ayuda en la alimentación por la fibra. Tiene bastante energía y nutrientes, tiene más potasio que los plátanos y también hace parte de un alimento alcalino.

Bueno queridos amigos, espero que hasta este punto haya quedado claro estos temas tan importantes que son el ejercicio, la alimentación y especialmente la dieta alcalina.

Tenemos que llevar estas herramientas siempre con nosotros en nuestros procesos, antes y después de la recuperación. También vimos como químicamente trabaja el cuerpo si hacemos ejercicio físico y si comemos alcalinamente durante nuestro tratamiento, esto no solo nos ayudará a fortalecer nuestro cuerpo, también ayudará a potencializar las quimioterapias y los medicamentos para que el resultado de estos sea mucho más efectivo. Así que ya lo saben. Tomen acción y den ese paso adelante que tiene que dar. Se los dejo de este modo tenemos solo esa oportunidad en la vida, no hay más. Así que piensa muy bien si lo tomas o le dejas.

CAPÍTULO 7

POR QUÉ Y CÓMO EL CÁNCER LLEGÓ A MI VIDA

EL JUEGO DE LA MENTE

Al transcurrir todo este proceso que ya veía en el pasado, llegaron sensaciones fuertes, sentía nostalgia inmensa, alegría infinita, tristeza y a la vez estaba muy agradecido, eran demasiados sentimientos encontrados. Entonces tuve el anhelo de expresar mis sentimientos al mundo, y aquel día, cuando iba en mi carro saliendo del hospital, después de que me quitaran un catéter y saber que estaba libre, que ya me podía bañar sin tener que utilizar un plástico para proteger esa parte del cuerpo, que ya me podía mover y hacer fuerza, sin tener cuidado a que le pudiera pasar algo al catéter, era un sentimiento de querer gritarle al mundo todo lo que tenía por dentro. Grabé un video en vivo en el que expresé todos mis sentimientos, era inevitable no parar de llorar mientras decía lo que sentía en vivo, creo que aquellas personas que pudieron ver el video pudieron sentir mi energía y lo que realmente estaba pasando dentro de mí.

En ese momento ya todo había terminado, había dejado atrás esas quimioterapias y empezaba a ver y a conocer diferentes cosas de mí, empezaba a descubrir por qué había pasado por todo este proceso, todo tenía su explicación. Me sentía bendecido, como dicen, de haber sido elegido en este mundo para sentir y vivir todas aquellas sensaciones que me ha traído el cáncer, y como dice un amigo mío, Alejandro que también paso por un proceso de leucemia con trasplante incluido, siempre lo escuche comunicar esta frase que siempre la tendré presente en mi vida, "yo recomendaría el cáncer a las personas si no fuera tan peligroso"

Hay algo muy importante que quiero que todo el mundo sepa: la causa del disparo y desorden de mi sistema sanguíneo. Fue impresionante descubrir que todo proviene de la mente y que esto me lo había causado yo, fue tan claro reconocerlo, ya que tenía las pruebas con estudios y fechas exactas; todo esto ocurrió el 12 de junio del 2019. Ese día íbamos a celebrar el cumpleaños de uno de mis mejores amigos en Australia, teníamos un gran plan, pensábamos viajar a la playa para irnos de fiesta, celebrar su cumpleaños y quedarnos en Gold Coast una hermosa ciudad de Australia. Todos estábamos felices, fuimos varios amigos, éramos casi 12 personas, nos divertimos tanto que hasta nos pasamos un poco de tragos. Eran casi las 2:00 am y yo ya estaba borracho, había una chica que me gustaba; luego de un rato nos fuimos al cuarto juntos y cruzamos caricias, cuando de repente hubo un momento en el que todo se tornó más caliente; para ser sincero, no estaba muy consciente de lo que estaba pasando, me sentía borracho y no sabía qué iba a pasar. Cuando la penetré sin protección se me pasó la borrachera, pues nunca me había acostado con una persona que no conociera sin protección; eso para mí es un código y algo que siempre tuve presente desde joven. Siempre fui una persona muy responsable sexualmente, pero como dicen por ahí, los tragos cumplen con su función. Inmediatamente paré y fue un choque fuerte para mí. Esa noche me sentía mal conmigo mismo, soy una persona que siempre se ha cuidado muchísimo en ese aspecto y lamentablemente, tenía que pasar. Como lo dije antes, no me juzgo, porque todo pasa por algo.

Al despertar, había quedado eso en mi mente, tenía una inseguridad de lo que había pasado, me dirigí hasta ella cuando todos estábamos en la playa y en privado le dije que, si ella estaba sana, que, si tenía algo, y creo que no fue bueno preguntarle, pues su reacción no fue la mejor, puso cara de asombro y negó todo, obviamente, comprendí que ella también estaba bajo los efectos del alcohol. Durante el transcurso del día todos compartimos en la playa, la miraba y analizaba, mi mente seguía pensando que algo estaba mal, desde ese día empecé a dar poder a esa situación tan desagradable que había pasado.

Al otro día llamé a pedir una cita para hacerme un chequeo, estar tranquilo y saber que todo estaba bien, recuerdo que era un miércoles y me dieron la cita para el lunes de la siguiente semana. Tenía mucha incertidumbre, algo que nunca me había pasado y lo peor era que aún no había pasado nada. Ese viernes me dirigí al lugar de trabajo y el dueño había organizado un evento en el restaurante donde trabajaba, era una fiesta brasileña. Estaba tranquilo con mis compañeros de trabajo tomándome unas cervezas, disfrutando el momento y olvidando todo lo que había pasado esa semana, cuando de repente llegó esa persona con otra amiga y dos compañeros más, la saludé normal y se quedaron al lado de nosotros casi como una hora. En eso, se fueron las dos chicas dejando a sus dos amigos a mi lado, eran personas que nunca había visto en mi vida, de mí misma nacionalidad, y en el instante que ellas se fueron, uno de esos chicos le dice al otro "¡ey! viejo, estas viejas tienen sida". No entiendo ni alcanzo a comprender por qué tuve que escuchar eso; mi cabeza comenzó a revolotear. ¿Es real? ¿Escuché bien? Claramente me dañé la noche, era imposible quitarme eso de mi mente; como se dice en Colombia, "me había metido una película en la cabeza", era un pensamiento que tenía todo el poder sobre mi cuerpo sin saber lo que iba a ocurrir. Al día siguiente era sábado, y cuando fui a dormir, me dio un ataque de pánico, algo que jamás había experimentado; fue mi primera vez, tenía muy presente y sentía que realmente estaba enfermo. Así pasé la incertidumbre el domingo, era horrible ver como mi mente estaba creando una enfermada que ni siquiera en la realidad estaba pasando. Esos días no pude conciliar el sueño, mi cabeza no paraba de pensar, era una sensación que nunca había experimentado.

El lunes llegué con pánico al lugar de mi cita, me realicé los exámenes y me decían que me daban respuesta en 3 días, quería morirme al saber que tenía que esperar. Fue así como pasé una semana sin saber si era portador de VIH y creo que eso generó un descontrol interno en mi cuerpo, fue casi una semana entera en la cual mi mente le dio tanto poder a un pensamiento negativo que nunca pensé que iba a ser el detonante del desorden sanguíneo que me causé y la leucemia que me dio posteriormente; nunca me imaginé que, por haber tenido esos pensamientos con tanta energía de presión, de frustración y de enfermedad iba a traer el cáncer a mi vida. Llegó el resultado y volvió la tranquilidad a mi vida, todo había salido bien, todo estaba perfecto. Me dije a mí mismo "¡qué tonto he sido por pensar tantas cosas!". No me culpaba porque habían pasado cosas externas, cosas que por destino o el universo tenían que pasar, esos dos jóvenes que estaban en la fiesta afirmaron lo que dijeron entre ellos, y yo lo tenía que escuchar, la chica con la que estuve no fue por coincidencia, estar en el mismo lugar, a la misma hora y nada pasa por coincidencia.

Después de haber pasado por todo esto, descubrí que esa situación fue la causante de mi cáncer. Aprendí que hay dos formas de enfermarse, y que está comprobado científicamente, una es por tu mente, para que lo entiendas mejor, la fuente más común es el estrés y ese lo causa solo tu mente con la presión que te pones a ti mismo si saber si han pasado las cosas o no, sin saber si es real o no, uno mismo es el que supone un futuro en la mente, y está comprobado que el estrés es uno de los factores que más puede disparar cualquier enfermedad. El otro causante es la alimentación, y aunque los doctores de oncología no saben el por qué el cáncer aparece, está científicamente probado que la mala alimentación y los malos hábitos son causantes de cáncer, y personalmente pienso que es así, por ejemplo, el VIH tiene algunas similitudes con la leucemia. En mi caso, dos meses después de la noche de la fiesta volví a hacerme los exámenes, el doctor me dijo: "Angelo, todo está perfecto, pero tus niveles de glóbulos blancos están un poco elevados, están en el rango normal, pero igual están altos". Claramente, ya había ocurrido algo en mi cuerpo, mi mente había hecho un proceso que había desordenado esa parte de mi cuerpo, era tan obvio y lógico poderlo ver y creo que todo esto tiene una razón, un propósito, porque tantas coincidencias no pasan, el haberme hecho esos exámenes 2 meses después, era porque tenía que pasar y evidenciar la razón, pues el cáncer había llegado a mi vida. En la última prueba lo pude confirmar, el 24 de marzo de 2020 el doctor me dijo que la enfermedad se había disparado más o menos hace 7 meses, que concuerda con la fecha de los 2 meses después que tuve mi ataque de pánico.

En mi familia siempre nos preguntamos por qué había llegado el cáncer a mi madre. Durante mis quimioterapias llamé a mi padre y le conté esta historia, le dije por qué había llegado esto a mi vida y él me contó que cuando diagnosticaron a mi mamá, el doctor le había dicho que probablemente era por estrés. Pensamos que el cáncer llegó en un momento en el que mi hermano y mi primo tenían una deuda por unos negocios que no resultaron bien y mi madre tuvo que vender una casa para pagar la deuda de ellos, a ella le dolió mucho haber vendido la vivienda que con tanto trabajo y esfuerzo había logrado para nosotros. Confirmé lo que habíamos pensado con mi familia, entonces definitivamente lo que pasó no fue coincidencia.

Es por todo eso que quiero decirle a todo el mundo que controlen sus pensamientos, que cuiden lo que piensan. Algo que aprendí de uno de mis maestros espirituales, Jaime Jaramillo, es que hay que disfrutar siempre de la incertidumbre, que nunca nos podemos hacer una película en la cabeza sin antes dejar que pasen las cosas, porque es una realidad incierta, es algo que aún no ha ocurrido. En esas tantas reuniones que tuve con Papá Jaime, volvía y afirmaba con él que las "empeliculadas" son las causantes de muchas enfermedades, era como si el universo me pusiera en las manos todo tan claro y fácil de entender.

RECOMENDACIONES PARA QUE TENGAS SALUD MENTAL

RECOMENDACIÓN #8

- Por si muchas personas aún no creen que por medio del miedo y del pánico nos podemos enfermar dejo acá la experiencia de lo que a mí me sucedió, así que lo cuento para dejar un mensaje de consciencia, porque espero que, a través de mi mensaje, otras personas puedan prevenir muchas situaciones como esta, y en particular las enfermedades, ya que todo esto está conectado con el estrés, y cuando hay miedo y pánico se genera estrés.

CAPÍTULO 8

MI ALIMENTACIÓN Y MIS EJERCICIOS DURANTE Y DESPUÉS DE LA QUIMIO

CUIDADO CON LO QUE COMES

¿Por qué comer orgánico? Es reflejo de la limpieza de tu cuerpo, para que no procese ningún químico que sea proveniente de los alimentos procesados o también de muchos vegetales con químicos, como los pesticidas y hormonas que utilizan en los cultivos y en el mundo de las carnes. Existe un dicho que reza "dime qué comes y te diré qué eres", y la mejor razón de comer orgánico es poderle dar a nuestro cuerpo esa limpieza de todas las cosas "feas" que los alimentos tienen ahora, que como dice Carlos Jaramillo, "ahora sí están muriendo los jóvenes y es la primera generación en donde se mueren primero los hijos que los padres". Concuerdo con él, considero que la mala industria alimenticia que tenemos empezó en los años 90, por eso nuestros padres tienen esas defensas tan buenas, por la comida orgánica con la que fueron alimentados. Una vez más hago énfasis que en el proceso de recuperación de cualquier enfermedad es importante darle a tu cuerpo descanso de tanto químico, poder limpiar tu metabolismo y así ayudar a la reproducción de nuevas células.

Sé que los alimentos orgánicos son un poco más costosos, pero podemos hacer el esfuerzo al principio para poder obtener esta limpieza y ese descanso al cuerpo, y si en algún caso no te alcanza el dinero para tener productos orgánicos, recomiendo que al menos puedas comprar hojas verdes, como la lechuga y la espinaca, pero orgánicas, ya que las otras son las que más alto contenido de químicos tienen en su interior y no es fácil eliminar los pesticidas con el lavado o desinfección que hacemos con agua y vinagre.

A continuación, les contaré más o menos cuál fue mi alimentación en la dieta número uno y el número dos, y les diré la diferencia entre las dos. Explicaré las ventajas y desventajas de cada una. Por cierto, cuando hablo de dieta no me refiero a no comer o a comer poquito, lo digo porque sé que muchas personas referencian la palabra dieta con una alimentación baja, y no es así, la dieta es un tipo de menú específico para lograr un objetivo, puede ser mucha comida o diferente tipo de alimentos; por ejemplo, las dietas de las personas que van al gimnasio y quieren aumentar su masa comen alimentos altos en proteína, así que hay dietas para todo tipo de objetivo y en las quimioterapias la dieta consiste en comer bastante, pero en las cantidades necesarias y no dejar huecos largos sin comer, por lo que es bueno tener snacks sanos para estos espacios.

PRIMERA DIETA, PRIMERA FASE DE QUIMIOTERAPIA

Durante la primera fase, mi dieta fue casi un 80% de productos orgánicos, desde los huevos hasta las proteínas, en esta primera fase no estuve tan enfocado en mi musculatura y creo que fue un error, pues solo me enfoqué en mi sistema inmune y la reproducción de células, así que perdí mucha masa muscular, pero me ayudó a recuperar siempre rápido mis niveles de sangre.

MIS DESAYUNOS:

En mis desayunos siempre estaban presentes las espinacas y los champiñones, algunas veces reemplazaba las espinacas por la col rizada (kale), unos días lo combinaba con huevos, otros con tofu y otros con quínoa, y me acompañaba un rico batido de cúrcuma con leche de almendras. Una hora después de desayunar me tomaba un batido de espirulina, o podía hacer un batido verde, ya que en ella encontraba todos los componentes de los vegetales verdes. Recuerda que todo lo verde sirve para mantener tu sistema inmune arriba y fuerte.

MIS ALMUERZOS:

Los dividía 2 días con pescado y los otros cinco días vegano. Mi almuerzo en esta primera fase siempre fue con vegetales verdes, una proteína (por ejemplo, pescado, falafel o tofu), mi salteado de verduras era con pimiento verde, apio, espinaca, espárragos, col rizada (salteados con aceite de coco), orégano y las algas marinas (no podrían faltar). Algunas veces agregaba quinua a la mezcla de los vegetales y otras veces incluía arroz integral.

MIS MERIENDAS:

Mis meriendas siempre eran almendras, pistachos, algas o batidos de frutas con verduras, estas siempre las incluí en la mitad del desayuno y el almuerzo y en la mitad del almuerzo y la cena y después de la cena.

SEGUNDA DIETA, SEGUNDA FASE DE QUIMIOTERAPIA

Esta segunda fase empezó en el momento en el que mi leucemia volvió, después de haber estado casi 8 meses sin ninguna célula cancerígena, de llevar una vida sin medicamentos, ni quimioterapias, nuevamente me encontraba en el hospital volviendo a tomar el tratamiento de quimioterapia, aquí volví a retomar todos mis hábitos que había hecho en la primera fase, tuve unas conversaciones con la nutricionista del hospital, me hizo mucho énfasis en la conservación de la masa muscular, eso quiere decir que la dieta que iba a hacer era más alta en proteínas.

Haciendo la comparación de las dos fases, creo que esta fase fue mucho mejor, ya que hice un equilibrio de la primera fase y solo aumenté carbohidratos y proteína animal para mantener el equilibrio entre reproducción de células, sistema inmune alto y masa muscular, les confieso que también fue exitoso contra los efectos secundarios, pues en ningún momento sufrí y fue gratificante ver los resultados de mantener mi cuerpo fuerte tanto interna como externamente.

MIS DESAYUNOS:

Igual que en la primera fase, en mis desayunos siempre estaban presentes las espinacas y los champiñones, seguí reemplazando la espinaca por la col rizada, y lo que agregué en esta fase fue un pan integral diario, mucho aguacate y pavo para ayudar a subir más la proteína y tener también carbohidratos para ayudar a la masa muscular y la energía. Seguí alimentándome con huevos, tofu y quinua. Agregué batidos verdes y rojos (se pueden hacer con remolacha, zanahoria, sandia, arándanos y frambuesas) para ayudar al sistema inmune y mantener los glóbulos rojos arriba.

Algunas veces me hacía unos sándwiches de pavo y espinaca, teniendo en cuenta que si tenía estreñimiento o ya había consumido muchas harinas no lo comía. Muchas de las veces, cuando sentía que me iba a dar estreñimiento, agregaba a mis desayunos una muy buena avena en hojuelas con una buena cantidad de arándanos, estos me ayudaron a que mi estómago estuviera ligero por la fibra de la avena, también le daba proteína y energía a mis músculos y los arándanos me ayudaban al sistema sanguíneo.

Claramente se ve la diferencia entre la fase 1 y la fase 2, ya que en esta última llegué a lograr un mayor equilibrio de lo que mi cuerpo necesitaba.

MIS ALMUERZOS:

Muchos ingredientes de la fase 1 están incluidos en esta etapa, vale aclarar que los vegetales hacen el papel más importante en la alimentación. Aquí aumenté la cantidad proteica y los carbohidratos. En mis almuerzos, casi diarios, estaban incluidas las espinacas, el pimiento verde, el zucchini y la col rizada (kale), algunas veces cocinaba con aceite de aguacate, ya que puede alcanzar altas temperaturas y hace menos daño que el de oliva y de coco. En la parte de la proteína aumenté la cantidad de pollo y pescado y disminuí el tofu. Algunos días me hacía mis ensaladas con lechugas, mucho aguacate, quinua y una buena porción de proteína, la podía variar entre pollo, pescado y camarones. A modo personal esta dieta la sentí bastante cómoda durante mi quimioterapia, interiormente me sentía fuerte y exteriormente vi como mi masa muscular se recuperaba bastante rápido después de cada ciclo de quimioterapia. Como lo pudieron ver, solo aumenté un poco la base proteica y agregué harinas integrales, pueden intentar hacer esta misma dieta y me pueden decir cómo les va (cada caso es diferente y es bueno que siempre lo consulten con su médico).

MIS MERIENDAS:

En esta segunda etapa fueron las mismas, seguí consumiendo almendras, pistachos, y otro tipo de nueces, los batidos de frutas con verduras también estaban después del desayuno. Luego de la cena podía agrega una gelatina, ya que ayuda a cubrir la flora intestinal de todos los medicamentos que consumía durante mis quimioterapias. De corazón les comparto sinceramente de lo que me alimenté, ya que en mi caso funcionó.

Después de llevar un mes con esta alimentación empecé a ver los resultados, todos los exámenes salían perfectos. En cada ciclo de quimioterapia mi cuerpo se recuperaba una semana antes de lo que los doctores pronosticaban. Gracias a esto, los 5 meses de quimioterapia los logré en solo 3 meses, así que puedo decir que esta dieta fue exitosa y que fue efectiva para aplacar los efectos secundarios de las quimioterapias y también para la recuperación rápida de mi cuerpo. Las veces que estuve hospitalizado por fiebre los doctores pronosticaban que me iba a quedar entre 9 y 12 días en el hospital, pero gracias a toda mi disciplina nunca fue así, lo máximo fueron 5 días. Recuerdo en dos ocasiones cuando los doctores quedaron asombrados, una porque salí en 3 días de la fiebre y mis neutrófilos subían de una manera asombrosa; y la otra, no podían creer que mi cuerpo expulsara en menos de 12 horas los antibióticos que me daban. Veía la cara de los doctores de asombro del gran trabajo que hice, el cual, como he dicho, fue el conjunto de esta alimentación, el ejercicio físico y las meditaciones, que eran los momentos de paz que tenía también para llenar mi cuerpo de mucha energía positiva.

Entre la primera y segunda etapa tuve la oportunidad de seguir investigando, informándome y conociendo sobre todo este tema, y cuando volvió la leucemia a mi cuerpo todo estaba más claro, tenía ya muchas bases de todo lo que había estudiado y leído.

Ahora veremos las diferencias del ejercicio físico en cada una de las fases.

PRIMERA FASE DE EJERCICIOS

MIS EJERCICIOS DIARIOS:

Trotaba entre 20 y 25 minutos diarios y cuando me sentía cansado caminaba rápido, esto me hacía sudar y oxigenar mi cerebro, y así producir nuevas células. Les recomiendo correr en lugares muy naturales como parques, ya que el oxígeno está más puro al lado de las plantas. Gracias a la vida, yo tenía el jardín botánico al lado de mi casa y era mi lugar favorito para correr, allá encontraba la naturaleza y ese olor que me vitalizaba cada vez que salía. En esta primera fase puedo decirles que hacer ejercicio fue fundamental, sólo hacía ejercicio cardiovascular, el cual también fue causante de mi pérdida de masa muscular. Durante ese tiempo no era consciente que esta pérdida fuera tan importante, y claro que lo es.

SEGUNDA FASE DE EJERCICIOS

MIS EJERCICIOS DIARIOS:

En esta fase ya tenía poca consciencia de la gran importancia del ejercicio físico que tenía que hacer, era claro que la masa muscular tenía que mantenerla fuerte para soportar cada ciclo de quimioterapia, así que en esta fase hice ejercicio muscular, tenía rutinas de crecimiento muscular en mis piernas y en la parte abdominal, ya que no podía hacer en la parte superior de mi cuerpo porque estaba conectado a un catéter en mi hombro, pero eso no fue excusa, las otras partes de mi cuerpo podían mantener la masa muscular que necesitaba o que los pacientes oncológicos necesitamos para soportar estos tratamientos. Desde mi punto de vista me sentía vital, y psicológicamente me ayudó bastante verme al espejo y ver que mi masa muscular no se deterioró por las quimios, o que se recuperaba fácilmente por cada tratamiento.

Reitero que todos los cuerpos son diferentes y sé que muchos cánceres no tienen oportunidad de poder hacer ejercicio, pero en el momento que puedan, aprovechen para hacerlo y así generar masa muscular, energía en tu cuerpo, que todo esto es el conjunto para que lleves una calidad de vida durante el paso de este proceso.

Hay una persona que admiro bastante y es el doctor Jesús Candel, médico de urgencias del Hospital de Granada, España. Él tenía cáncer de pulmón con metástasis en casi todos sus órganos, hasta sus huesos, pero con una buena alimentación y bastante ejercicio logró quitarse la enfermedad y solo le quedó un tumor pequeño en su hígado con el cual aún sigue luchando; aquí vemos, una vez más, que el ejercicio físico es vital en tu proceso.

APRENDIENDO A MEDITAR

Mis meditaciones eran las de Papá Jaime, las cuales son basadas en el amor y la paz; son simples, pueden ser solo 10 a 20 minutos diarios, es importante un lugar tranquilo sin tanto ruido, puede ser tu cuarto o en un lugar natural, yo las solía hacer después de hacer ejercicios y en las noches. La meditación es sencilla, es sentarse, cerrar los ojos y respirar tranquilamente, mientras lo haces hay que tomar conciencia de que estamos ahí, en ese momento, que no estamos en el pasado ni estamos en el futuro y nos enfocamos solo en nuestra respiración para poder estar en contacto con nosotros mismos, entrar en un momento de tranquilidad sin tener ningún pensamiento en tu cabeza, ya cuando logres eso se empieza a trabajar la imaginación; ¿a qué me refiero con la imaginación?, en el punto en el que estamos con la mente en blanco y tranquila empezamos a visualizar nuestra sanación, visualizamos lo que queremos que pase. Una de las meditaciones poderosas que hice fue con mi segunda biopsia, me acompañó Ángela Parra, quien, como la nombré antes, fue una gran ayuda en mi recuperación y mi limpieza espiritual durante este proceso, la meditación empezó con la respiración como les dije, y mi imaginación estaba volando por el hospital, sentía que era un ángel que volaba por el centro de salud y que vivía el momento en el que me entregaban los resultados de la biopsia y estaban perfectos, no tenía ninguna célula cancerígena en mi cuerpo. Así fue, los resultados llegaron una semana después de la meditación.

Otra meditación que practiqué y que fue una experiencia inolvidable, fue cuando me encontraba listo para empezar una biopsia, y como reto me pusieron anestesia local e indicaron que me iba a doler un poco, pero ahí estaba yo con la mente fuerte y con la meditación como mi aliada. En el momento que iba a empezar la biopsia cerré mis ojos y empecé a enfocarme en mi respiración, la doctora me preguntaba que si estaba bien porque me veía y sentía esa tranquilidad que tenía, yo ponía pensamientos positivos o pensamientos que traían felicidad a mi vida, me imaginaba con mi ahijada al lado mío corriendo por la playa en frente de mi casa, esa era mi realidad con los ojos cerrados. Mientras hacían la biopsia, había una gran aguja entrando por mi médula ósea. Fue el poder tan grande que el doctor me dijo "listo, Angelo, terminamos" y yo en mi mundo no sentí nada, no hubo dolor, y fue impresionante descubrir que controlando tu mente puedes lograr cosas increíbles.

Otro de los consejos que seguí de una persona con cáncer era el de tomar de 2 a 3 litros de agua diarios, pero era importante marcar la botella de agua con palabras como amor, felicidad, sanación, abundancia, ya que esa persona me contó que él había visto un video donde en Japón habían hecho el experimento de poner unas botellas con buenas palabras y otras con malas y al siguiente día el pH de cada agua era totalmente diferente, sólo creía que la energía se transmite al agua, por eso también es importante mantener la mente positiva para tu recuperación. El experimento lo hizo Masaru Emoto, y sus estudios están basados en la memoria y la consciencia del agua.

Llegó un día en el que me iba a empezar un dolor de cabeza, ya lo sentía venir, no quería sentir absolutamente nada de efectos secundarios, hacía lo posible por evitarlo, fue en ese mismo instante cuando le dije a mi amigo que me acompañara a correr, sentía que me iba a atacar un dolor de cabeza y venía fuerte, me fui a un parque natural y corrí durante 30 minutos, después de eso medité durante unos 10 minutos y cuando terminé no tenía ni la mínima sensación del dolor de cabeza, descubrí que con la mente podía lograr muchas cosas, el entrenar es muy importante para la salud, tiene muchos beneficios, como el que había nombrado antes, te regenera células, tu mente se despeja, quita el estrés y hace que tu autoestima crezca, que te sientas bien contigo mismo y que, a pesar de que estás en una quimio o tratamiento, te hace sentir que estás vivo y que tienes muchas fuerzas para luchar contra la enfermedad, cuando lo logras eso es cuando caes en cuenta de que la enfermedad está en tu cabeza, que todo proviene de pensamientos, que no hay que darle valor ni poder a todos esos malos pensamientos que llegan a tu cabeza. ¿Cómo lograr esto? Es sencillo, hay que sentarse en un lugar silencioso donde no haya nadie que te interrumpa y ninguna distracción, cierras tus ojos para empezar a entrenar tu mente, es ahí donde nace la meditación. Es importante que te encuentres en una posición cómoda, cierras tus ojos y empiezas a respirar lentamente, inhalando y exhalando, a tu ritmo, enfocándote solo en tu respiración, trata de esforzarte, así te disperses, siempre concéntrate en tu respiración, pon la mente y los sentidos enfocados en ella; en ese momento empiezas a pensar en todo lo bueno que te ha pasado, todos los pensamientos positivos; por ejemplo, estar vivo, que estás haciendo algo nuevo (aprendiendo a meditar) y pon cualquier momento de tu mente que te dé felicidad, el mejor de tu vida o pones a esa persona que tanto amas, es ahí, en ese instante, cuando tienes que plasmar esos pensamientos de felicidad y amor en tu cabeza y cuando aparezca ese pensamiento de negatividad, de frustración o de miedo, lo reemplazas por los buenos que habías pensado antes; de esta manera podrás tener el poder o el control de esa negatividad y evitas que se quede incrustada en tu inconsciente, este es el principio de la meditación.

Por otra parte, es importante llenar ese vacío que tenemos en nuestro pecho, esa sensación que muchas veces no nos deja respirar y eso es el resultado de que primero, no nos amamos a nosotros mismos y que segundo, estamos frustrados por actos o cosas que queremos y no hemos conseguido. Es muy fácil saber que si no luchas por tus sueños y por tus metas y te quedas pegado a la pereza esperando que el tiempo pase, las consecuencias llegarán tarde o temprano, pero algo muy cierto es que el universo es preciso con lo que tú le das. En mi experiencia, para sentirme libre llené mi espíritu, y al final todo es un conjunto de las dos anteriores, de una buena alimentación y de trabajar tu mente, es ahí donde empieza a aparecer ese gozo espiritual, empiezas a sentirte bien contigo mismo, o si eres de alguna religión, encuentra a ese Dios para hablar con Él y estar en gratitud, créeme que no te hará falta nada en tu vida, estarás bien contigo, feliz, y hasta las personas lo notarán porque esa energía es muy fácil de irradiar.

María García-Jiménez publicó en la web Cancer.net, espacio con información a la paciente probada por el médico de la American Society of Clinical Oncology, un artículo en que habla de la relación para personas con cáncer.

El estrés que acompaña un diagnóstico de cáncer puede manifestarse en síntomas de fatiga, problemas para dormir, y depresión. Según investigaciones científicas, aproximadamente un 75% de personas con cáncer reportan sentirse débiles o cansadas, especialmente durante su tratamiento; entre 23% y 61% reportan problemas para dormir; y entre 15% y 25% reportan sufrir de depresión. Mientras que la tristeza es parte común de enfrentar un diagnóstico de cáncer, la depresión no es algo normal. El estrés y la depresión pueden incrementar los síntomas físicos e impactar la calidad de vida significativamente.

La buena noticia es que existen varios métodos de relajación que se han demostrado útiles para lidiar con el estrés y la depresión, y que promueven beneficios para el cuerpo entero. Estos beneficios incluyen disminución de la náusea, el dolor, la ansiedad, y el cansancio.

Respiración profunda

Según una investigación de 2013, la respiración profunda durante la quimioterapia ayuda a disminuir la ansiedad y la náusea. Para empezar, encuentre un lugar silencioso, cómodo y aislado. Recuéstese en su espalda, no cruce los brazos ni las piernas, y cierre los ojos. Inhale lentamente por su nariz sin mover su pecho, mientras cuenta hasta cinco. Use su abdomen con cada respiración y minimice el movimiento de sus hombros. Exhale por su boca lentamente, mientras cuenta hasta cinco, no exhale forzosamente. Si inhalar y exhalar al conteo de cinco es incómodo puede hacerlo por menos tiempo. No respire muy profundo ni por mucho tiempo, y pare el ejercicio si empieza a sentirse mareado o con dolor de cabeza.

Relajación muscular progresiva

Estudios han demostrado que la relajación muscular progresiva es efectiva para disminuir la depresión, la ansiedad, y controlar el dolor. El máximo efecto se ha visto cuando se practica antes de empezar la quimioterapia. El propósito es relajar los músculos progresivamente durante alternaciones de contracción y relajación de grupos de músculos aislados. Empiece recostado en una posición cómoda, contraiga los músculos de un pie por 30 segundos, y luego reláxelos por 30 segundos. Continúe con el otro pie, haciendo lo mismo. Siga con una pierna, luego la otra, y así progresivamente enfocándose en diferentes grupos musculares del cuerpo desde los pies a la cabeza, hasta que todo el cuerpo esté relajado. Recuerde respirar durante el proceso.

Imaginación guiada

Algunos estudios han demostrado que esta práctica reduce los síntomas de depresión, ansiedad, y fatiga con solo practicar tres veces por semana. En esta técnica, también conocida como visualización, la persona se imagina escenas, sonidos, u olores asociados con un ambiente. Empiece por imaginarse un lugar o situación que lo haga sentirse seguro y relajado. Piense en los sonidos, olores, y sensaciones que acompañan este lugar o situación. Los mejores resultados son vistos en personas que ponen completa concentración en esta actividad y no practican mientras cocinan o manejan.

Ejercicio físico

Aunque es difícil empezar o continuar una rutina de ejercicio en medio de tratamientos, varios estudios han demostrado que hacer ejercicio durante y después de tratamientos para cáncer disminuye la sensación de fatiga, mejora la capacidad funcional, el dolor, y la calidad de vida. El ejercicio incluye caminar, usar bicicleta, usar pesas, o hacer yoga, y se recomienda 150 minutos por semana.

Estas técnicas de relajación son beneficiosas sin importar el tipo de cáncer, la etapa, o el tipo de quimioterapia que esté recibiendo. Generalmente son seguras y se recomienda practicarlas de 10-30 minutos a la vez, varias veces por semana. Antes de empezar, consulte con su médico de cabecera o su oncólogo. Si alguna práctica le causa más ansiedad, o más sensaciones en el cuerpo, suspenda la práctica. Empiece su práctica lentamente, tenga paciencia, y trátela de incorporar en su rutina diaria. Recuerde que los beneficios pueden brindarle un nuevo sentido de control en su vida y su salud.

CAPÍTULO 9
LA SEXUALIDAD EN EL PROCESO DE QUIMIOTERAPIA

Muchas personas me han preguntado sobre mi sexualidad durante las quimioterapias, y gracias a Dios, tuve el apoyo de los doctores que me pudieron explicar este tema y los cuidados que debía tener al respecto. A los hombres quiero manifestarles mi tranquilidad, no se preocupen por su actividad sexual, ya que las quimioterapias no afectan la vida sexual con la pareja, habrá días que las quimioterapias hagan bajar el sistema inmune y que te puedas sentir cansado y realmente no te den ganas de tener relaciones, pero no se debe mezclar con el proceso, ya que esto es muy normal, pues pasa sin necesidad de estar diagnosticados y sin necesidad de estar en quimioterapias; muchas veces por el cansancio o el estrés del trabajo y no se tienen ganas de estar con la pareja o tener relaciones.

Cabe anotar que todas las recomendaciones escritas previamente en este libro son importantes para que puedas continuar una vida sexual activa, y me refiero a que debemos ayudarnos para que los efectos secundarios no nos afecten en nuestra vida sexual. Por eso es importante seguir el paso a paso, para poder estar bien física y mentalmente y que esos medicamentos que recibimos los pacientes oncológicos no nos afecten en nuestra vida sexual. En mi caso, con mi pareja nunca tuve ningún problema, ninguna quimioterapia afectó nuestra vida sexual. La única recomendación de los doctores era que durante los días que recibía quimio y 7 días después utilizara preservativos, sólo para no transmitirle la quimioterapia a mi pareja.

Otra recomendación que me dieron es que, si los glóbulos blancos no estaban al límite o que las plaquetas estaban bajas, las relaciones sexuales podrían causar un sangrado, pero que no era en todos los casos.

Así que hombres y mujeres no se preocupen, enfóquense en su alimentación, en su estado físico y en su salud mental y verán que todo estará bien. Claro, como lo he dicho antes, todos los casos son diferentes y que probablemente algunos tengan algunas dificultades para poder llevar una calidad de vida.

Otro punto que debemos tener en cuenta es que por recibir los tratamientos de quimioterapia podemos quedar estériles y mi recomendación es que guarden sus espermatozoides en un banco de esperma para que, en algún futuro, si quieres tener hijos lo puedas hacer sin ningún problema. Y para el caso de la mujer también funciona de la misma forma, pueden congelar sus óvulos en un banco especializado.

CAPÍTULO 10

VOLVIÓ LA LEUCEMIA, PERO APRENDÍ COSAS VALIOSAS

Todo ocurrió en una de mis visitas mensuales al hospital, tenía una vida muy normal, estaba trabajando tiempo completo y surfeaba casi todos los días de mi vida, ya mi cuerpo estaba recuperado, había eliminado todos esos químicos que recibí en la primera fase. Ese día uno de los resultados salió extraño e inmediatamente el doctor me mandó a hacer una biopsia, había vuelto la leucemia. Ese día me senté con el doctor y él me decía que teníamos que hacer el trasplante de médula ósea, que no había otra solución. Siendo sincero tuve un poco de tristeza, pero en el fondo estaba muy tranquilo, ya sabía cómo era el proceso, cómo manejarlo, sabía lo que tenía que hacer para poder obtener siempre los mejores resultados. Fue en este proceso cuando me di cuenta cómo el miedo, la angustia y la preocupación juegan papeles muy importantes.

Llegó el día de empezar el internado por un mes y los doctores me advirtieron que esta quimioterapia iba a ser más invasiva, ya que tenían que asegurarse de exterminar todas las células cancerígenas para que mi cuerpo pudiera entrar en remisión y así mantenerme para poder tener mi trasplante; pero, como lo dije anteriormente, no tenía ni miedo, ni temor, ni angustia, porque ya sabía qué era y cómo era el proceso. Tenía un contacto directo con la aseguradora que me daba la tranquilidad de que me costearían este tratamiento igual que el anterior. La incertidumbre nunca apareció, fue increíble saber que esta quimio era más fuerte que la primera que había tomado y me fue muchísimo mejor, mi recuperación fue en solo 20 días y la pasada había sido en 28 días, mi cuerpo no perdió tanta masa muscular como la perdió en la primera y mi pelo durante esta fase volvió más rápido que en la primera.

Una de las cosas que más me asombró fue que en la primera fase de quimioterapia, que fue en 2020, durante mi hospitalización, recibí 4 bolsas de sangre, y en esta segunda fase que volvió mi leucemia, sabiendo que está quimioterapia era más invasiva y fuerte, no tuve necesidad de transfusiones de sangre porque los glóbulos rojos siempre estuvieron perfectos. Me preguntaba a mí mismo qué había hecho diferente a la anterior, y lo único que pude analizar y encontrar fue que no tenía miedo, no tenía ningún temor y no había ninguna incertidumbre en mi cuerpo; pues todos esos pensamientos negativos hacen que el sistema inmune esté bajo y te puedas enfermar o sentir más enfermo.

Era impresionante ver la comparación de las dos fases, me preguntaba por qué esta información no era clara a todas las personas que pasan por una situación similar. Comprobar esto para mí fue bastante valioso y es algo que quiero dejar plasmado y compartirlo a todo el mundo, para que lo tengan en cuenta y puedan aplicarlo en cualquier etapa o fase que se encuentren de cualquier enfermedad.

Después de estos 20 días, estaba impresionado de cómo me sentía y cómo estaba, mi color de piel estaba casi normal, mi energía estaba normal y algo que también me impresionó fue que mi ritmo cardiaco nunca se subía a la hora de hacer ejercicio. No lo podía creer, ya que la fase anterior algunas veces mi ritmo cardiaco se elevaba cuando hacía ejercicio. Trataba de buscar una respuesta a lo que estaba pasando, y después de analizar mis dietas, mis ejercicios y todo lo que había hecho solo había una respuesta: el miedo, la incertidumbre, la angustia y el temor, estas cuatro cosas estuvieron presentes en la primera fase, pero en esta segunda fase no estaban. Quedé anonadado de poder descubrir que realmente esto era cierto, que el poder de la mente es bastante fuerte y que cumple el papel más importante en tu recuperación y en tu sanación.

Compartí mi experiencia con otras personas y les di mis consejos, lo mejor de todo es que tuvieron resultados extraordinarios. Todos esos casos de éxito de cáncer que se han sanado o que han llevado una muy buena calidad de vida en sus quimios han hecho casi exactamente lo mismo que he plasmado en este libro; así que, amigos lectores, esto está en sus manos, ya tienen las bases, ya saben cómo actuar, solo hay que tomar acción y darse una oportunidad de tener una mejor calidad de vida durante cualquier proceso o etapa de cualquier enfermedad que estén pasando.

CAPÍTULO 11

SEGUIMIENTO Y ACOMPAÑAMIENTO A PERSONAS DIAGNOSTICADAS

E n este capítulo hablaremos de algunos casos que he podido seguir y otros que he podido ayudar.

YENNY MANTILLA

Ella es una amiga de Australia y tuvo cáncer de mama. Al momento en el que la diagnosticaron se contactó conmigo y le transmití toda la información de mi caso de éxito con los efectos secundarios de las quimioterapias. Le expliqué que el azúcar y las grasas son los causantes principales de los efectos negativos. También la ayudé en parte mental, estuvimos meditando y la conecté con mi maestro espiritual, así ella sintió la misma conexión que sentí yo durante ese proceso, se pegó y fue obediente con los consejos que le di. El miércoles 24 de marzo de 2021 ella culminó sus terapias con éxito, con muy poco (un 2%) de efectos secundarios. Estuve pendiente de su alimentación, después de varias quimioterapias la llamaba y le preguntaba si había sentido algún efecto o si había pasado algo y, gracias a Dios, fue perfecto, y sé que se va a encontrar sana, ya que hizo un excelente trabajo.

- *Yo: ¿Qué crees que te ayudó a evitar los efectos secundarios?*

- *Yenny: fue totalmente el poder de la mente, el evitar pensar en eso. Siempre salía a caminar como ejercicio físico para olvidar los efectos secundarios, y también hice parte de la alimentación que me disté.*

- *Yenny: Además, ver tus resultados me motivó. Conseguí tener fuerzas. Te veía mejor después del cáncer, sabía que podía evitar los efectos secundarios, y si tú lo lograste, cómo yo no iba a poder.*

Este caso lo comparo con el de la esposa de uno de mis mejores amigos en Australia, ya que tuvo el mismo cáncer de Yenny, pero ella si sufrió los efectos de la quimioterapia como vómito, náuseas, mareo y debilidad, eso fue en 2019. Gracias al universo y a Dios, ella se encuentra bien.

YOLIMA PRADA

Ella es de Santander, Colombia. Me contactó por Facebook pidiendo consejos y ayuda. Me preguntó si yo había conseguido mi trasplante, pues ella se encontraba en la búsqueda de un trasplante de riñón, esa vez que hablamos por teléfono la notaba deprimida, angustiada por su futuro, ya que llevaba un buen tiempo en la búsqueda de ese trasplante. Empecé a hablar con ella y le dije que teníamos que hacer lo posible por conseguirlo. Ella me habló de unas infiltraciones que podían reemplazar el trasplante, pero que aún eran estudios, yo le daba el apoyo y le decía "no importa, vamos a conseguirlo". Inmediatamente empezamos la búsqueda de ese chip, que es como un riñón biónico que solo estaba en Estados Unidos. Busqué y le pasé información del lugar donde estaban haciendo esos estudios. Ella llevaba 5 años buscando el trasplante de riñón, estaba en una lista de espera y la llamaron un par de veces, pero no eran compatibles.

Comencé a trabajar en la mente con ella, y le dije que enfocarse en lo positivo es lo mejor que podía hacer. La conecté con Papá Jaime para que la ayudara a tratar con su mente y atraer la cura hacia ella.

El 13 de febrero del 2021, 5 meses después de que habíamos tenido esa conversación (en ese tiempo seguimos en contacto), llegó el momento de su trasplante, pudo encontrar el riñón perfecto para ella; tuvo una cirugía satisfactoria, me decía que los doctores habían quedado asombrados de su recuperación. No estoy 100% seguro de lo que pasó, pero algo que sí creo fue que esa energía e influencia que le transmití cuando hablábamos, que cambiara su forma de pensar y atrajera lo mejor para ella, influyó para atraer el riñón perfecto.

DR. JESÚS CANDEL

A través de esta historia quisiera hablar de una de las personas que confirmó con su propia experiencia y estudios que la alimentación y el ejercicio físico desvanecen los efectos secundarios que los medicamentos y químicos provocan. Estamos hablando de un médico español, especialista en la atención de urgencias de cirugías del hospital de Granada en España y su nombre es Jesús Candel. En 2019 fue diagnosticado con cáncer de pulmón con metástasis en muchos órganos de su cuerpo, incluidos sus huesos. Después de 4 meses el doctor logró eliminar las metástasis que tenía en casi todo su cuerpo por medio de su alimentación, su mente y ejercicio físico diario. De hecho, los doctores le habían dado muy poco tiempo de vida y lo único que él ha hecho es seguir el tratamiento que los oncólogos le ordenaron, pero lo importante es que empezó a hacer ejercicio es sus quimioterapias, y al igual que yo, corría todos los días, hizo una muy buena dieta y tuvo una actitud positiva. En sus videos comenta que la mente siempre tiene que estar fuerte.

Desde el 2021 está trabajando para que en todas las áreas de oncología de los hospitales tengan un sector de fisioterapia y un gimnasio para los pacientes. También impulsa a los doctores a que puedan transmitir energía y motivación positiva a sus pacientes para que puedan tener una calidad de vida durante su tratamiento de quimioterapia.

Este doctor nos da un gran ejemplo de que la mente combinada con el ejercicio y la alimentación pueden llegar a lograr resultados que ni siquiera la ciencia puede comprobar.

LA ABUELA DE MI MERI

Con el siguiente caso me quiero despedir, a pesar de que sé que hay muchos más, pero quiero que sean ustedes los que puedan continuar escribiendo los casos de éxito por su propia experiencia, me encantaría que por medio de este libro cada uno pudiera lograr su propio caso de éxito y lo siguiera compartiendo a la humanidad.

Esta historia me impresionó y me cautivó porque ellos tuvieron la valentía de negarse a la alimentación y algunas medicinas que daba el hospital. Estoy hablando del caso de la abuela de una de mis mejores amigas de Australia, su nombre es Meritxell Velasco, nutricionista profesional. Me contaba que hace unos pocos años atrás, su abuela de 80 años había sufrido una caída y se había fracturado la cadera, como todos lo sabemos, a esa edad es difícil que los huesos calcifiquen, tenían temor de que no pegaran los huesos, pero con su familia tomaron la decisión de no recibir medicamento ni alimentación por parte del hospital. Su nieta Meritxell le prescribió una dieta especial para poder ayudar a calcificar los huesos de una forma natural y controlando alguna medicación, así su abuela en poco tiempo se recuperó con éxito y sin necesidad de tanto medicamento pudo caminar en menos de dos meses y hoy se encuentra normal.

Algo que destaco en esta historia es que la comida de los hospitales no ayuda a la recuperación, no es orgánica y no pasa por un proceso específico para cada persona, sin tener en cuenta que cada paciente necesita llevar una dieta individual y estricta.

Los estudios y mi amiga nutricionista demuestran que no hay necesidad de pastillas, se puede sanar por medio de la alimentación.

CARLOS JARAMILLO

Es uno de los mejores doctores de Colombia en medicina funcional, hace relevancia en la sanación por medio de los alimentos, ya que él también es testigo de su propia historia, llevando 14 años con omeprazol tratando de curar una gastritis. Cuando cambió de medicina general a medicina funcional se pudo curar de su gastritis y de su reflujo con su alimentación. Así como él hay millones de casos, hasta de médicos, que se pueden curar y sanar con estos pasos.

Espero que este libro les haya servido para que puedan entender y comprender que, si se encuentran en algún caso similar, sean testigos de su propia recuperación.

CONCLUSIÓN

Me pude dar cuenta que siempre le demostré a los doctores que, con mi alimentación, meditaciones y ejercicio físico, mi recuperación era más rápida de lo que ellos tenían pensado de cada ciclo de quimioterapia que viví; es obvio que se necesita ir al médico, pero no olvides que tus resultados también dependen de ti, de todo lo que tú haces durante el proceso.

Durante toda mi vida he tenido esguinces y fracturas como deportista extremo y si, tuve que ir al médico, pero casi todas las lesiones que tuve me las he cuidado yo mismo, logrando una recuperación buena y eficaz. Me he sanado siguiendo buenas dietas que me brindan calcio y siempre juicioso con mis fisioterapias.

Así funciona con cualquier enfermedad, no solo depende de los doctores, depende de tu disciplina, esfuerzo, dedicación y de esa fuerza interior que tenemos todos.

Algo que quiero recalcar en esta conclusión es lo que me pasó con mi madre en Colombia, pues aun no entiendo cómo es posible que uno tenga que pelear con la aseguradora para que autoricen los medicamentos y exámenes, sabiendo que se trata de los derechos a la salud y a la vida. Son cosas que aún no puedo superar y en las que no encuentro lógica alguna. Comparé el sistema de salud de Australia con respecto al de Colombia, y se refleja que la ley colombiana está mal elaborada. Es la hora en que todavía me duele pensar en que, si hubiera un mejor sistema de salud, mi madre o muchas otras personas hubieran podido tener otro estilo de vida durante su enfermedad y no solo ellos, sino sus familiares también, así que dejo este mensaje abierto para un debate y la opinión de cada uno de ustedes.

Durante el tiempo que he estado escribiendo este libro, que fue basado en mi experiencia de cada día, lo bueno y lo malo que me pasó, de haber recogido tanta información durante dos año y dos meses, quería que fuera lo más claro posible dentro del conjunto de la realidad a la cual me enfrenté, de los resultados y de las investigaciones científicas y el seguimiento de las personas que, en su momento estaban pasando por situaciones similares. Quise recapitular todo para poder brindar una guía a todas las personas, principalmente a las que están pasando por un proceso de quimioterapia y aquellas que están enfermas o las que tienen un familiar con algún diagnóstico

Para finalizar, vuelvo a organizar todas las ideas y el paso a paso de lo que dejo plasmado en el libro, para que lo recuerden y vuelvo a recalcar lo más importante para tener en cuenta durante este proceso:

- Tener un psicólogo es fundamental, ya que es una persona que te va a ayudar con esas dudas que llegarán a tu cabeza.
- Busca los casos de éxito del mismo diagnóstico que tú tienes para que te puedan trasmitir el proceso que vivieron.
- Conoce tu cuerpo para que aprendas a manejar cualquier situación física que pueda ocurrir por los efectos secundarios de los medicamentos o quimioterapias.
- El auto análisis es muy importante, te ayuda a descubrir el por qué estás pasando por esa situación. Es fundamental hacer el cambio y tomar acción. En este paso necesitas la ayuda de un psicólogo o de un guía espiritual para que puedas lograr esa trascendencia que es la que te va a dar la libertad hacia los siguientes pasos.
- Alimentación sana.
- Ejercicio físico.
- Conexión espiritual entre la mente y el cuerpo.

Alimentación, ejercicio y mente fueron los tres elementos que me ayudaron a tener un proceso sin ningún dolor, por eso quise transmitir todo lo que viví y todo lo que aprendí para que otras personas puedan intentar y lograr lo que yo logré. No siento que haya descubierto algo nuevo, porque todo lo que está acá en este libro lo aprendí de personas que llevan mucho tiempo trabajando en la sanación, y es aquí donde mi nuevo camino empieza, un rumbo de nuevas prioridades y una de las más importantes, es poder ayudar a las personas que lo necesitan, esas que en algún momento necesitan un abrazo, una palabra consoladora o una mano amiga que les ayude. y aquí estoy yo.

Recuerda que cada proceso es único y que tú tienes el poder para lograr el cambio. Espero que este libro haya sido de tu agrado y utilidad. Si quieres que te ayude, que te acompañe en tu camino o en el de algún familiar estaré encantado de hacerlo, puedes contactarme al correo electrónico *angelo-rome@hotmail.com* o a través de mi cuenta de Instagram *@angelocheff.*

AGRADECIMIENTO

Primero que todo quiero agradecer a Dios, a la vida y al universo por permitirme estar aquí contando esta historia y mis recomendaciones para ustedes, agradezco a mi familia en especial, a mi madre por tanto aprendizaje que me brindó para tener las fuerzas para afrontar esta enfermedad, agradezco a mi padre, a mi hermana Adriana, a mi hermano Julián y mi hermanita Andrea por todos los días que estuvieron pendientes de mi proceso, y por el apoyo y la conexión que me brindaban por medio de sus oraciones a Dios. En este proceso gané un hermano, no de sangre, pero sí del alma, que fue esa persona que estuvo día y noche conmigo y nunca se perdía una cita del médico o una hospitalización, siempre estuvo dándome mucha moral y alegría, compartiendo risas, motivación y momentos que nunca vamos a olvidar. Es tan grande el amor por Johan Zabala que haría lo mismo por él y por muchas más personas, me le quito el sombrero porque sé que muy pocas personas sacrifican su vida por los demás y eres tú, amigo mío, una fuente de inspiración para los demás. Hay otra persona en especial con la cual estoy muy agradecido por su apoyo emocional día y noche durante mi tiempo en el hospital y durante mis quimioterapias, Estoy agradecido de corazón contigo Evelin Quintero.

Agradezco al equipo de Downunder, que fue mi empresa que tenía con mis dos amigos Alex Hernández y Felipe Forero, gracias por haber seguido trabajando de la mano conmigo, brindándome ese apoyo profesional y viéndome siempre como una persona que podía hacer todo normal en una empresa.

Agradezco a mis tías Marina, Melida y Nidia que también estuvieron cada día pendiente de todo lo que me pasaba. Hay otra persona muy especial que actualmente es mi pareja, Andrea Cortes, no tengo palabras para decirte lo agradecido que estoy contigo, pero lo mejor de todo es que tengo una vida entera para demostrártelo. Algo que no voy a poder olvidar es a todas las personas del mundo que estuvieron día y noche mandando esa energía, esas oraciones que cada día recibía, en especial a mis amigos de la universidad Argentina de la OTT College, al equipo del restaurante Paganini, mis amigos skaters y a todas esas personas que hicieron esa donación para esta causa, también a cada una de las personas que gastaron un minuto de su tiempo para mandarme un mensaje de aliento y pido perdón si se me pasa alguna persona en estos agradecimientos.

Agradezco al periodista de ABC News, Josh Bavas, por su gran apoyo y su lucha, por ayudarme a que la aseguradora cubriera todo mi tratamiento.

Agradezco a todo el equipo de oncología y enfermeros del Royal Brisbane and Women's Hospital, a mi mentor espiritual papá Jaime. Agradezco a Juan Camilo Lovera por su guía y enseñanzas sobre cómo escribir un libro.

También al doctor Carlos Jaramillo, y agradezco a todas las personas que van a leer este libro porque harán parte de una obra social, ya que el 15% de la venta de cada libro, irá dirigido a la fundación, Albergue Para Niños Luisito, ubicado en la ciudad de Bogotá, Colombia, el objetivo de esta fundación es ayudar a los niños que vienen a la ciudad a recibir tratamiento de quimioterapias y no tienen los recursos para mantener su estadía durante el tratamiento ambulatorio. Gracias totales.

RECETARIO

Quise incluir este recetario para poder brindarles todo lo que aprendí durante mi tratamiento por medios de libros y videos que vi acerca de la alimentación. También lo que he aprendido como chef durante estos últimos 17 años de mi vida. Les brindo recetas para que puedan alimentarse durante un proceso de quimioterapia o para limpiar el cuerpo y arreglar tu metabolismo. Acá incluiré algunas preparaciones que consumí durante mis procesos de quimioterapia. Casi todas estas recetas están basadas en muchos vegetales, pues la idea es comer lo más orgánico que se pueda, y que sean productos frescos. Es importante que todas las preparaciones las trabajes con aceite de coco o aceite de oliva y siempre utilizando sal del Himalaya, ya que no perjudican tu cuerpo. Todas son bajas en grasas y cero azúcares. Estas recetas están preparadas con mucho amor, ya que, si ponemos amor en las comidas, este será parte de la energía que vamos a comer, y esa es la clave para la sanación.

De mí, para todos ustedes. Espero que las disfruten tanto como yo…

DESAYUNOS

OMELETTE CON FALAFEL, ZUCCHINI, TOFU Y ALBAHACA / *(1-2 PERSONAS)*

INGREDIENTES	CANTIDAD	PREPARACIÓN:
Huevos	2 unidades	1. Sofreímos el zucchini y el tofu en cubitos en aceite de coco o de aguacate.
Aceite de coco o de aguacate	30 gr	
Zucchini	100 gr	Adicionamos los dos huevos batidos y bajamos el fuego.
Falafel	2 unidades	2.
Tofu	60 gr	Sazonamos con sal rosada, pimienta y tapamos por un minuto.
Sal rosada del Himalaya		3. Cortamos el falafel en tiras y lo agregamos al omelette y volvemos a taparlo por otro minuto.
Pimienta		
Albahaca fresca	5 hojas	**EMPLATADO:**
Aceite de oliva		• Ponemos el omelette sobre el plato, agregamos 5 hojas de albahaca por todo el omelette y terminamos con aceite de oliva por encima.

HUEVOS CON CHAMPIÑONES, ESPINACAS Y QUINUA / *(1-2 PERSONAS)*

INGREDIENTES	CANTIDAD	PREPARACIÓN DE LA QUINUA:
Huevos	2 unidades	1. Poner la quinua sobre un sartén caliente a fuego alto.
Aceite de coco o de aguacate		
Espinacas frescas	60 gr	2. Agregar un chorro de aceite de oliva hasta lograr que toda la quinua esté tostada.
Quinua	50 gr	
Cebolla roja	70 gr	3. Agregar agua hasta cubrir toda la quinua,
Champiñones	100 gr	4. Bajar el fuego, sazonar con sal, pimienta, y orégano deshidratado.
Sal rosa del Himalaya		
Aceite de oliva		5. Poner una tapa hasta que el agua evapore, en ese momento la quinua estará lista.
Orégano deshidratado		**PREPARACIÓN:**
Queso de almendras	20 gr	1. Sofreír los champiñones con cebollas rojas previamente cortadas con aceite de coco.

EMPLATADO:

• Ponemos la tortilla sobre el plato, desmenuzamos el queso de almendras por encima y terminamos con aceite de oliva por encima.

2. Adicionar los huevos revueltos y bajar el fuego.

3. Después de dos minutos agregar las espinacas, la quinua previamente cocida.

4. Sazonar con sal rosada, pimienta y tapar durante un minuto.

TOSTADA DE AGUACATE CON PISTACHOS, ESPINACAS
Y TOMATES CHERRY SALTEADOS / (1-2 PERSONAS)

INGREDIENTES	CANTIDAD	PREPARACIÓN:
Aguacate	1 unidad	1. Hacemos un puré de aguacate, sazonando con sal, pimienta y unas gotas de limón.
Tajada de pan integral	1 unidad	
Pistachos	10 gr	2. Tostamos la tajada de pan en una sartén con un poco de aceite de coco.
Espinaca	70 gr	
Limón		3. Sofreímos las espinacas, los tomates cherry y un poco de ajo y sazonamos con sal y pimienta.
Tomates cherry	3 unidades	4. Cortamos los pistachos y el rábano en tajadas delgadas.
Rábano	1 unidad	
Aceite de oliva	5 hojas	**EMPLATADO:**
Aceite de coco		• Ponemos la tostada sobre el plato.
Sal rosada del Himalaya		• Agregamos el puré de aguacate encima de la tostada.
Pimienta		• Sobre el puré de aguacate ponemos los tomates y las espinacas previamente sofreídas.
Ajo		• Terminamos decorando el plato, espolvoreando los pistachos, agregando unas tiras de rábano y un poco de aceite de oliva por encima.

AVENA CON CANELA, ARÁNDANOS,
FRAMBUESAS, ALMENDRAS Y CHÍA / (1 PERSONA)

INGREDIENTES	CANTIDAD	PREPARACIÓN:
Avena en hojuelas	100 gr	1. En una olla ponemos avena en hojuelas con la leche de almendras, llevamos a fuego lento hasta que hierva.
Canela en polvo		
Almendras tostadas	15 gr	2. Agregar la chía y la canela en polvo a gusto y dejar enfriar.
Arándanos frescos	40 gr	
Frambuesas	40 gr	3. Picar las almendras.
Semillas de chía	15 gr	**EMPLATADO:**
Leche de almendras	200 ml	
Yogur de coco	1 cucharada	• Servir la avena en un recipiente hondo (bowl).
		• Agregar las frambuesas y los arándanos.
		• Terminar con una cucharada de yogur de coco y las almendras espolvoreadas por encima.

133

GRANOLA DE FRUTOS SECOS CON YOGUR DE COCO Y FRUTAS / *(1 PERSONA)*

INGREDIENTES	CANTIDAD	PREPARACIÓN GRANOLA:
Pistachos	30 gr	**Precalentar el horno a 160°c.**
Almendras	30 gr	1. En una bandeja para hornear no muy profunda colocar los pistachos, las almendras, las semillas de girasol y la avena en hojuelas, agregar una pizca de sal, canela en polvo y mezclar.
Semillas de girasol	20 gr	
Coco deshidratado	15 gr	
Avena en hojuelas	30 gr	2. Llevarlo al horno durante 10 minutos, luego sacarla y agregar vainilla, aceite de coco y miel, mezclar nuevamente.
Canela en polvo		
Vainilla	1 cucharada	3. Llevarla al horno nuevamente durante 10 a 15 minutos *(depende de qué tan tostada te gusta).*
Frambuesas deshidratadas	10 gr	4. Retirarla del horno y agregar las frutas deshidratadas, mezclar nuevamente y dejar enfriar.
Cerezas deshidratadas	10 gr	
Uvas pasas	10 gr	**EMPLATADO:**
Yogur de coco	100 gr	
Fresas frescas	2 unidades	• Cortamos las fresas y el banano en tajadas.
Banano fresco	1/2	• En un recipiente profundo (bowl) agregamos una base de granola y por encima una base de yogur de coco hasta hacer 2 bases de cada ingrediente.
Arándanos frescos	15 gr	
Sal rosada		• Decoramos con las frutas frescas por encima y terminamos espolvoreando el coco deshidratado y las semillas de chía.
Miel	20 gr	
Aceite de coco	20 ml	
Semillas Chía	5 gr	

PLATOS FUERTES

SALTEADO DE ARROZ INTEGRAL CON VERDURAS ALCALINAS Y POLLO / (1 PERSONA)

INGREDIENTES	CANTIDAD	PREPARACIÓN:
Arroz integral	70 gr	1. En una olla agregamos el arroz integral con 250gr de agua, sal y pimienta, tapamos a fuego medio y esperamos que esté el arroz.
Champiñones	70 gr	
Zucchini	70 gr	2. Cortamos el zucchini y el pimentón en cuadritos y los sofreímos con los champiñones.
Col rizada	25 gr	
Espinacas	15 gr	3. Por otro lado, cortamos el pollo en cuadritos y sofreímos el pollo.
Pimentón verde	30 gr	4. Ya teniendo el pollo y las verduras cocinadas, las juntamos y agregamos las espinacas, la col rizada y la quinua previamente cocida como en la receta anterior.
Quinua	30 gr	
Pollo	150 gr	
Sal rosada del Himalaya		5. Dejamos cocinar durante 2 minutos todo junto y agregamos el arroz.
Pimienta		
		6. Sazonamos con sal, pimienta y salsa de soya.
Menta	5 hojas	7. Por último, ponemos las hojas de menta picadas y servimos.
Salsa soya	1 cucharada	

ESPAGUETI DE ESPINACA CON TOFU EN SALSA PESTO / (1 - 2 PERSONAS)

INGREDIENTES	CANTIDAD	PREPARACIÓN DE PESTO:
Espagueti espinaca	100 gr	1. En una licuadora o en un mortero agregamos albahaca, parmesano, aceite de oliva, los piñones y un cuarto de un diente de ajo, sazonamos con sal y pimienta al gusto y licuamos hasta formar una pasta.
Tofu (pollo o camarones)	80 gr	
Albahaca	20 gr	
Parmesano	10gr	2. Inmediatamente lo llevamos a la nevera para conservarlo hasta el momento de la preparación.
Ajo	¼ diente	
Espárragos	3 palos	**PREPARACIÓN:**
Aceite de oliva	20 ml	1. Cortamos en cubos el tofu y los espárragos, los sofreímos y 1 minuto antes de estar cocinados agregamos tomates cherry y sazonamos con sal y pimienta.
Piñones	10 gr	
Sal rosada del Himalaya		2. Ponemos una olla con agua a hervir, agregamos aceite de oliva, sal y pimienta y en el momento en el que esté en el punto de ebullición, agregamos la pasta hasta llevarla al punto de cocción.
Pimienta		
Tomates cherry	4 unidades	
EMPLATADO:		3. Retiramos la pasta y la agregamos al sartén con las verduras y el tofu previamente cocinado.
• Servimos la pasta en un plato, agregamos parmesano y unas hojas de albahaca.		4. Cogemos el pesto y lo agregamos a la preparación, mezclándolo muy bien en todos los ingredientes.

ENSALADA DE POLLO CON YOGUR DE COCO / (2 PERSONAS)

INGREDIENTES	CANTIDAD	PREPARACIÓN DE PESTO:
Pechuga de pollo	1 unidad	1. Ponemos la pechuga de pollo en una olla cubierta con leche de coco, sal, pimienta y orégano seco. Dejamos hervir hasta que la pechuga esté cocida.
Leche de coco		
Raíces chinas	15 gr	2. Cortamos las hojas de lechugas, col rizada, albahaca y de menta y las ponemos en un bowl todas juntas, también agregamos los tomates cherry partidos a la mitad, las raíces chinas, el ají dulce y mezclamos hasta que todo quede homogéneo.
Col rizada	10gr	
Menta	7 hojas	
Almendras tostadas	15 gr	
Lechuga crespa	2 hojas	3. Picamos las almendras y las conservamos.
Ají dulce	1/2 cucharada	4. Desmenuzamos el pollo y conservamos.
Tomates cherry	4 unidades	**EMPLATADO**
Albahaca	4 hojas	• Mezclamos el pollo en el bowl con las hojas, sazonamos con sal y pimienta.
Sal rosada del Himalaya		
Pimienta		• Tomamos un recipiente hondo (bowl) y con una cucharada esparcimos el yogur de coco hasta los bordes.
Orégano seco		• Agregamos la ensalada previamente mezclada y decoramos con las almendras por encima.
Yogurt de coco	1 cucharada	

ENSALADA FRESCA DE SALMÓN Y AGUACATE / (1-2 PERSONAS)

INGREDIENTES	CANTIDAD	PREPARACIÓN DE SALMÓN:
Salmón	150 gr	• Con aceite de coco sofreímos el salmón sazonamos con sal y pimienta y esperamos hasta que esté cocinado y conservamos en la nevera.
Aguacate	1 unidad	
Lechuga Romana	1 taza	**PREPARACIÓN DE VINAGRETA:**
Espinacas (bien lavadas)	1 taza	• Mezclamos el zumo de limón con un chorro de aceite de oliva, agregamos las semillas de mostaza, sazonamos con sal y pimienta y conservamos en la nevera
Zumo de limón	1/2	
Semillas de mostaza	1/2 cuchara peq	**PREPARACIÓN:**
Pimentón	30 gr	1. Mezclamos las lechugas con las espinacas en un bowl, agregamos el pimentón picado en julianas, añadimos el comino y los tomates cherry.
Aceite de oliva		
Queso de almendras	30 gr	2. Mezclamos la vinagreta con los ingredientes uniformemente, hasta que toda la ensalada quede con vinagreta.
Tomates cherry	4 unidades	
Pistachos picados	¼ de cucharadita	3. Añadimos el salmón desmenuzado después de mezclar los ingredientes.
Comino		**EMPLATADO**
Sal		
Pimienta		• Vertemos los ingredientes previamente mezclados en un plato hondo, dando altura a la presentación.
Aceite de coco		• Cortamos el aguacate en tiras, los ponemos encima de la ensalada y terminamos espolvoreando el pistacho picado y el queso de almendras en la ensalada.

PECHUGA RELLENA DE ESPINACAS Y QUESO DE SOYA EN CAMA DE VEGETALES SALTEADOS / (1 - 2 PERSONAS)

INGREDIENTES PECHUGA RELLENA:	CANTIDAD
Pechuga	250 gr
Espinaca picada (previamente lavada)	40 gr
Queso de soya	20 gr
Cebolla roja	1/2 unidad
diente de ajo	1/2 diente
SALTEADO DE VERDURAS:	
Espárragos verdes	3 unidad
Zucchini	1/2 unidad
Zanahoria	70 gr
Champiñones	70 gr
Auyama	50 gr
Pimentón	50 gr
Tomates cherry	5 unidades
Col crespa	20 gr
Marañones	10 unidades
Sal	
Pimienta	
Aceite de coco	
Romero	
Tomillo	
Orégano fresco	
Albahaca fresca	5 hojas
Perejil fresco	

PREPARACIÓN DE LA PECHUGA:

1. Cortamos la cebolla en cubitos pequeños, las sofreímos con aceite de coco.

   Cuando las cebollas estén a medio cocer, agregamos el ajo.

2. Cuando ya esté casi cocinado, desmenuzamos el queso de soya y sazonamos con sal, pimienta y orégano fresco y conservamos en la nevera.

3. Cuidadosamente, con un cuchillo abrimos un bolsillo en la mitad de la pechuga y la rellenamos con la mezcla de las espinacas cocidas.

4. Llevamos la pechuga a un sartén previamente caliente con aceite de coco, sellamos por lado y lado y la ponemos en una placa de horno con el tomillo y el romero por encima.

5. Vertemos un chorro de aceite de coco y llevamos al horno por 10 minutos a 180°.

PREPARACIÓN SALTEADO DE VERDURAS:

1. Cortamos todas las verduras en cubos, llevamos al fuego un sartén con aceite de coco y agregamos las verduras.

2. Cuando ya esté a medio cocer las verduras, agregamos los tomates partidos a la mitad, la col crespa picada y los marañones.

3. Sazonamos con sal, pimienta y albahaca fresca.

EMPLATADO:

- Utilizamos un plato grande plano poniendo las verduras en el centro.

- Cortamos la pechuga en diagonal y la ponemos sobre las verduras y terminamos espolvoreando perejil fresco sobre toda la preparación.

PASABOCAS O ENTRADAS

BERENJENAS A LA PARRILLA CON TOMATES ASADOS Y QUESO DE ALMENDRAS / (1 - 2 PERSONAS)

INGREDIENTES:	CANTIDAD	PREPARACIÓNA:
Berenjenas	5 tiras	1. En una parrilla sartén agregamos las tiras de berenjena con un poco de aceite de coco, sazonando con sal y pimienta.
Tomates	2 unidades	
Cebolla roja	¼	2. Cortamos los tomates y las cebollas en cubitos, preparamos otro sartén para sofreímos con aceite de coco y asarlos, agregamos el diente de ajo y chorro de vinagre balsámico, luego sazonamos con sal y pimienta.
Queso de almendras	40 gr	
Albahaca fresca	5 hojas	
Sal		
Pimienta		**EMPLATADO:**
Aceite de coco		• Ponemos una tira de berenjena sobre un plato plano, agregamos una cucharada de tomates asados por encima, una cucharada de queso rallado y una hoja de albahaca, terminamos con otra capa de los mismos ingredientes en su mismo orden.
Ajo	¼ de diente	
Vinagre balsámico	70 gr	

WRAP DE ENSALADA FRESCA / (1 - 2 PERSONAS)

INGREDIENTES:	CANTIDAD	PREPARACIÓNA:
Tortilla integral	1 unidad	1. Calentamos la tortilla en un sartén 30 segundos por lado y lado.
Espinacas baby fresca	70 gr	
Mix de lechugas	70 gr	2. Esparcimos la mostaza de Dijon en la mitad de la tortilla.
Pimentón	50 gr	
Aguacate	1/2	3. Agregamos las espinacas y las lechugas, añadimos el pimentón y el aguacate partido en julianas y las frutas cortadas en tiras, también las hojas de hierbabuena.
Pepino cohombro	1/4	
Hierbabuena fresca	5 hojas	
Kiwi	1/2	4. Sazonamos con sal, pimienta y ajo en polvo.
Aceite de oliva		5. Cerramos el wrap en forma circular y lo disfrutamos.
Sal		
Pimienta		
Ajo en polvo		
Mostaza de Dijon	¼ de cucharada	

138

ENSALADA ALCALINA / (1 - 2 PERSONAS)

INGREDIENTES:	CANTIDAD
Rúgula	1 taza
Semillas de ajonjolí	1 cucharada
Quinua cocinada	3 cucharadas
Aguacate	1/2
Pepino	1/2
Almendras picadas	10 unidades
Nueces picadas	10 unidades
Queso de almendras *(queso vegano)*	15 gr
Zumo limón	1/2
Aceite de oliva	
Sal	
Pimienta	

PREPARACIÓNA:

1. Preparamos un bowl metálico para agregar la rúgula, el ajonjolí, la quinua, el queso vegano y el pepino, mezclamos uniformemente con un chorro de aceite de oliva y el zumo de limón, sazonamos con sal y pimienta.

EMPLATADO:

- En un plato hondo vertemos la mezcla de la ensalada dando altura a la preparación.
- Cortamos el aguacate en cubos y lo agregamos en la parte de arriba.
- Terminamos espolvoreando las almendras y las nueces y disfrutamos de esta rica ensalada.

REFERENCIAS BIBLIOGRÁFICAS

• Anuzita Alegría, Ainhoa (2021). *Cómo afecta el estrés al sistema inmunitario.* Canal Salud IMQ. https://canalsalud.imq.es/blog/estres-y-sistema-inmunitario

• ASCO Anual Meeting (2017). *"Conquer fear of disease recurrence"* E-cancer. Recuperado de: https://ecancer.org/en/video/5986-conquer-fear-of-disease-recurrence

• : https://www.cancer.gov/espanol/cancer/sobrellevar

• Aprobado por la Junta Editorial de Cancer.Net, 06/2021 https://www.cancer.net/es/asimilaci%C3%B3n-con-c%C3%A1ncer/c%C3%B3mo-buscar-apoyo-social-e-informaci%C3%B3n/grupos-de-apoyo

• *Consejos para controlar los problemas de alimentación y su dieta después de los tratamientos de quimioterapia.* https://chemocare.com/es/chemotherapy/health-wellness/consejos-para-controlar-los-problemas.aspx

• *La espiritualidad en el tratamiento del cáncer* (PDQ®)–Versión para pacientes https://www.cancer.gov/espanol/cancer/sobrellevar/dia-a-dia/fe-y-espiritualidad/espiritualidad-pdq

• Chamas, Boris (2014). *El poder de los alimentos.* Editorial: Grijalbo. Bogotá Colombia.

- Europa Press (2020). *La importancia del ejercicio físico en el tratamiento del cáncer.* https://www.infosalus.com/ asistencia/noticia-importancia-ejercicio-fisico-tratamiento-cancer-20200224132031.html

- Fonseca Canteros, Marcelo (2016). *Importancia de los aspectos espirituales y religiosos en la atención de pacientes quirúrgicos.* Scielo, revista chilena de cirugía. Santiago de Chile. https://www.scielo.cl/scielo.php?script=sci_arttext&pid=S0718-40262016000300012

- García-Jiménez, María (2015). *La Relajación para Personas con Cáncer.* Carncer.Net. Estados Unidos. https://www.cancer. net/es/blog/2015-02/la-relajacion-para-personas-con-cancer

- Jaramillo, Carlos (2019). *El milagro metabólico.* Editorial: Planeta. Bogotá, Colombia.

- Melo, Zulma; Quijano, Juan; Rincón, Nataly (2019). *La funcionalidad de la espiritualidad como apoyo en el acompañamiento multidisciplinar en pacientes oncológicos.* Bogotá, Colombia. https://repository.ucc.edu.co/ bitstream/20.500.12494/13659/2/2019_espiritualidad_ psicooncologia_sentido.pdf

- Riajo2 (2021). *La importancia de la dieta alcalina durante la quimioterapia.* https://www.rioja2.com/n-121883-1120-la-importancia-de-la-dieta-alcalina-durante-la-quimioterapia/

- Villarán, Manuel (2020). *La importancia del apoyo psicológico al paciente con cáncer.* Perú. https://blog.oncosalud.pe/la-importancia-del-psicologo-en-el-tratamiento-del-cancer

www.ingramcontent.com/pod-product-compliance
Lightning Source LLC
Chambersburg PA
CBHW062100270326
41931CB00013B/3153